WRITERS FILE

ライターズファイル（五十音順）

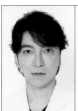

池田　欣生
（いけだ　よしお）

1995年	大阪医科大学卒業
2000年	同大学形成外科，助手
2002年	東海大学病院形成外科・美容外科，臨床助手
2003年	銀座・いけだクリニック開設
2005年	東海大学病院形成外科，非常勤講師
2012年	銀座・いけだクリニックを東京皮膚科・形成外科に名称変更
2016年	日本アンチエイジング外科学会，理事長
2017年	医療アートメイク学会，理事長

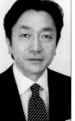

鈴木　芳郎
（すずき　よしろう）

1983年	東京医科大学卒業 同大学形成外科入局
1984年	国立東京第二病院外科研修医，レジデント
1987年	東京医科大学形成外科
1992年	同，助手
1995年	同，講師
1996年	海老名総合病院形成外科，部長
2001年	サフォクリニック，副院長
2006年	新宿美容外科歯科，院長
2010年	ドクタースパ・クリニック，院長

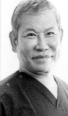

中西　雄二
（なかにし　ゆうじ）

1983年	藤田保健衛生大学卒業
1989年	トヨタ記念病院形成外科，部長
1993年	藤田保健衛生大学，講師（形成外科）
2000年	慶應義塾大学，助教授（伊勢慶應病院形成外科）
2002年	第一なるみ病院形成外科，部長
2004年	ヴェリテクリニック，総院長
2015年	大阪ワイエス美容外科クリニック，院長
2018年	表参道スキンクリニック，統括医療部長

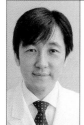

石川　浩一
（いしかわ　ひろかず）

1988年	防衛医科大学校卒業 同大学付属病院救急部形成外科入局
1994年	自衛隊中央病院形成外科・国家公務員等共済組合連合会三宿病院形成外科，医長
1995年	東京女子医科大学第二病院形成外科，助手・医局長
1998年	医療法人社団優成会クロスクリニック開設
1999年	東京女子医科大学第二病院形成外科，非常勤講師
2006年	同大学附属青山女性医療研究所美容医療科，非常勤講師

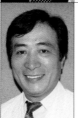

征矢野進一
（そやの　しんいち）

1979年	東京大学卒業 同大学形成外科入局
1980年	竹田綜合病院形成外科
1982年	東京大学形成外科 専売病院形成外科
1983年	東京医科歯科大学耳鼻科
1984年	東京大学形成外科
1985年	東京大学形成外科
1987年	東京厚木病院形成外科
1988年	東京大学医学博士学位授与 神田美容外科形成外科医院開設

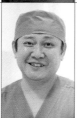

深谷　元継
（ふかや　もとつぐ）

1984年	名古屋市立大学卒業 同大学内科入局
1986年	名古屋大学皮膚科入局
1987年	国立名古屋病院皮膚科
2003年	鶴舞公園クリニック，院長

境　隆博
（さかい　たかひろ）

1995年	鹿児島大学卒業 同大学小児外科入局
1998年	長崎大学形成外科入局 以後，関連病院勤務
2010年	美容外科勤務
2012年	六本木境クリニック開業

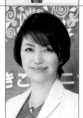

田中　亜希子
（たなか　あきこ）

1995年	東京大学卒業
1998年	大手美容外科，副医長
2002年	同美容外科美容皮膚科，部長
2007年	同美容外科診療，部長
2009年	あきこクリニック，院長
2013年	医療法人社団英僚会，理事長

CONTENTS

スレッドリフト 私はこうしている

編集／神田美容外科形成外科医院院長　征矢野進一

I. 吸収性材料のスレッド

PLA, PCL を原料とするコグ付きスレッド―Happy Lift™―………………征矢野進一　　**1**

製品は糸のみなので，脊椎麻酔用の針を用いて頬の皮下に糸を挿入する．切開は
行わずに，20 G の針を用いて施術する．挿入する糸の深さが真皮に近いと外部か
ら形がみえるので，やや深めの挿入がよい．また糸の断端が皮膚に近いと，内部
からの動きでニキビ状の発赤を起こすことがある．余った糸は少し短めに切断し
た方がよい．

PLA を原料とするコーン型コグ付きスレッド―Silhouette Soft®―…………田中亜希子　　**8**

ポリ乳酸(PLA)製の立体コーンが付いたシルエットソフトは，痛みが少なく様々
な部位に使用することができる吸収性スレッドである．

鋭針やカニューレの中に PDO を原料とするスレッドを入れたコグ付き製品

―Lead fine lift®, JBP V-lift Premium®, JBP V-lift Genesis®, Blue Rose®―………征矢野進一　　**14**

吸収性材料(ポリダイオクサノン)を原料としてコグ付きの糸を用いて頬のタル
ミを改善する方法を解説した．切開は行わずに，18 G の針を挿入用の針穴作成に
用いる．傷跡が刺入点の針痕のみなので，治療後の回復期間が短い．挿入する糸
の深さが真皮に近いと，外部から形がみえるので，やや深めの挿入がよい．余剰
皮膚を除去するわけではないが，頬のフェイスラインや首のタルミ改善に役立つ
方法である．

鈍針カニューレよりアンカーを挿入するコグ付きの製品

―YOUNGS LIFT®―………………………………………………………中西雄二　　**22**

通常アンカーを留置するタイプのスレッドリフト(シルエットリフト，ミントコ
グなど)は側頭有毛部を切開，固定をする必要がある．本リフトはアンカーを遠
位側から側頭部にカテーテルで挿入するため，アンカー留置に通常の切開を必要
とせず，必要十分量のスレッドを固定することができる．

Tesslift Soft®にG-コグ®を組み合わせたスレッドリフト―G-Lift―………池田欣生　　**34**

当院で人気の吸収性スレッドリフト，Tesslift Soft®とG-コグ®，G-コグドール®
を組み合わせて施術するスレッドリフト，G-Lift の施術方法を述べて考察する．

コグなしスレッドのリフトテクニック………………………………石川浩一　　**42**

吸収糸のコグなしスレッドは，強い牽引力はないものの，皮膚のずれを縫い込む
テクニックによるリフト効果と吸収糸による皮膚刺激効果，皮膚張力を補強する
効果がある非侵襲たるみ治療である．

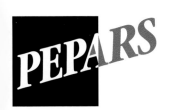

【ペパーズ】
編集企画にあたって…

　フェイスリフトは，通常，耳の前から後ろまでの切開を行い，皮下筋肉や筋膜を糸により吊り上げ，余剰となった皮膚を切除する方法で，タルミが強い場合は有用な施術方法である．

　これに対し，あまりタルミは強くないがフェイスラインが下垂して見える場合には，侵襲を小さくして行うスレッドリフトが有用である．私は 2006 年からスレッドリフトを行っている．用いたトゲ付き糸はイタリアのプロモイタリア　インターナショナル社が製造している Happy Lift™(以下，ハッピーリフト)であった．この糸は吸収性材料(乳酸とカプロラクトンの重合体)により作られている．中央部分に向けて数 mm 間隔でトゲがついている透明な糸である．20 G，15 cm 長の脊椎麻酔用針を用いて皮下にハッピーリフトを挿入した．刺入口と刺出口の 2 か所を作り，引き上げの程度を調整した．皮膚から飛び出している糸は少し引き出してから切除した．

　その後，糸が針に入っている製品やカニューレの中に糸が入っている製品の販売が開始された．Spinal 針を使用しなくても施術ができるスレッドであり，刺出口を作成しなくても施術が可能である．また糸の材料として非吸収性のナイロンやポリプロピレンや，吸収性のポリダイオクサノン，ポリ乳酸，ポリカプロラクトンなどがある．

　トゲがなく，吸収性の材料を皮下に埋め込むと，吸収過程での炎症反応によりコラーゲンの産生を促すスレッドも使用されている．

　スレッドに付けられているトゲにも種類がある．スレッドの中央から向かい合うように付けられたトゲや，コーンの形をしたトゲの代わりのもの，スレッドに凹凸をつけて皮下に固定されるようにしたものなど様々である．顎の下垂以外で眉の引き上げなども可能である．どのような目的で行うかにより用いる製品も違ってくるが，最適な結果を得るように考えて，適切な施術を行うことによりスレッドは効果を発揮する．

　上記の様々な種類のスレッドを，それぞれの専門の先生方に分担執筆して頂いた．これからスレッド治療を行おうという先生方のお役に立てば幸いである．

　執筆してくださった，田中亜希子先生，中西雄二先生，池田欣生先生，石川浩一先生，深谷元継先生，鈴木芳郎先生，境　隆博先生，および全日本病院出版会の末定広光氏，鈴木由子氏，小林玲子氏に深謝申し上げます．

2019 年 3 月

征矢野　進一

KEY WORDS INDEX

和　文

― あ 行 ―
新しいタイプの吸収性コグ付き糸
　リフト　22
アプトス　52
アプトススプリング　52
糸リフト　22
エックストーシス　52

― か 行 ―
カニューレ　14
吸収糸　1,14
吸収性スレッド　8
ケーブルスーチャー　68
コーンタイプ糸　60
コグなし　42
固定元挿入式　22

― さ 行 ―
G-コグ®　34
G-コグドール®　34
G-リフト　34
ショッピングスレッド　42
シルエットソフト®　8
シルエットリフト®　60
スレッドリフト
　　　　　1,8,14,34,42,60,68,76

― た 行 ―
テスリフトソフト®　34
溶けない糸　52

― は 行 ―
バイオコーン　8
ハイブリッドフェイスリフト　60
非吸収糸　52
皮膚若返り　22
フェイスリフト　22,34,60,68,76
併用　60,68

ポリカプロラクトン　1,34
ポリダイオクサノン　14
ポリ乳酸　1,8

― ら 行 ―
リフトアップ　42
ループタイプ糸　68

欧　文

― A・B ―
absorbable thread　1,8,14
Aptos　52
AptosSpring　52
biocorn　8

― C・F ―
Cable suture　68
cannula　14
combination　60,68
cone type thread　60
face lift　22,34,60,68,76

― G～I ―
G-Cog®　34
G-Cog doll®　34
G-Lift　34
hybrid face lift　60
insoluble thread　52

― L・N ―
lift up　42
loop type thread　68
no-cog　42
non-absorbable thread　52

― P・R ―
polycaprolactone；PCL　1,34
polydioxanone；PDO/PDS　14,42
poly-lactic acid；PLA　1,8

rejuvenation　22

― S・T ―
shopping thread　42
Silhouette Lift®　60
Silhouette Soft®　8
SPRING THREAD®　76
Tesslift Soft®　34
thread lift
　　　　　1,8,14,22,34,42,60,68,76

― X ―
Xtosis　52

◆編集顧問／栗原邦弘　中島龍夫
　　　　　百束比古　光嶋　勲
◆編集主幹／上田晃一　大慈弥裕之　小川　令

【ぺパーズ】
PEPARS No.148/2019.4◆目次

Ⅱ. 非吸収性材料のスレッド

コグ付き非吸収性材料のスレッド単品の製品—アプトス—……………深谷元継　　52

コグ(cog)付き糸によるスレッドリフトの源流は言うまでもなくアプトスである．雑多な商業ベースの情報に惑わされないためにも，基本を押さえておく必要がある．

コーンが引っかかるタイプの非吸収性素材のスレッド—Silhouette Lift®—…鈴木芳郎　　60

この糸は頬の引き上げに対して良好な効果をもたらす．単独で使用する場合は側頭部に小切開を要するため，最近は使用頻度が減少しているが，フェイスリフトの際の頬部の引き上げの補助的手段としては非常に有効で推奨される方法である．

ポリプロピレン糸(ナイロン糸)を皮下に通し，malar fat を抱え上げる手法
—ケーブルリフト—……………………………………………………鈴木芳郎　　68

中顔面の老化に大きく影響を与える要素の1つが malar fat の下垂である．この脂肪体の下垂を効果的に改善させるのがケーブルリフトである．これを通常のフェイスリフト手術に併用することにより，バランスの取れた良好な顔の若返りが得られる．

SPRING THREAD®を用いたスレッドリフト……………………………境　隆博ほか　　76

SPRING THREAD®を使用したスレッドリフトについて，手技および問題点とその対策について当院の症例を通して検討した．本方法はダウンタイムが短く非常に有用な方法と思われる．

ライターズファイル……………………………前付 3
Key words index………………………………前付 2
PEPARS　バックナンバー一覧……………88〜89
PEPARS　次号予告………………………………90

「PEPARS®」とは Perspective Essential Plastic Aesthetic Reconstructive Surgery の頭文字より構成される造語．

好評書籍

実践アトラス

美容外科注入治療
改訂第2版

手技が見える！Web動画付

征矢野進一（神田美容外科形成外科医院 院長）著

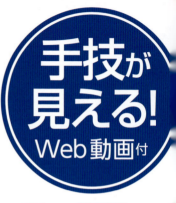

動画付きで手技がさらにわかりやすくなった改訂第2版！
コラーゲン，ヒアルロン酸等の各種製剤を用いた美容注入治療の施術方法について，実際の症例で皺や陥凹の治療について詳述しているのはもちろん，日々の診療で使用する備品や薬剤についても解説しています．さらに実際の手技を動画で確認し，より理解を深めることができます．皮膚科，美容外科，形成外科はもちろん，これから美容注入治療を始めたい医師の方々にぜひ手に取っていただきたい一書です．

A4変形判　オールカラー　182頁　定価（本体価格9,000円＋税）

2018年4月発行

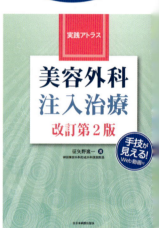

目次

Ⅰ　おさえておくべき注入治療の基本知識
1．フィラー（非吸収性材料）の歴史
2．各種注入材料の知識
3．注入治療に用いる物品
4．注入用針について

Ⅱ　注入治療への準備
1．注入治療に必要な解剖
2．マーキング法
3．麻酔
4．インフォームドコンセント
5．施術スケジュール
6．治療の考え方・コツ

Ⅲ　部位・手技別実践テクニック
総論：各部位ごとの手技
1．額
2．眉間
3．上眼瞼
4．目尻
5．下眼瞼と陥凹
6．鼻根部
7．隆鼻
8．頬
9．鼻唇溝
10．口唇
11．口角
12．顎
13．首
14．手背部
15．傷跡陥凹
16．多汗症
17．筋肉縮小
18．スレッドリフト
19．脂肪分解注射

Ⅳ　合併症への対応と回避のコツ，術後定期メンテナンス
1．共通の合併症
2．製剤・材料に特有の合併症とその対策
3．定期メンテナンス

Column
各製品の入手方法
水光注射
課金の方法
コラーゲン，ヒアルロン酸などの内服や外用
　による効果

索引
注入剤一覧（巻末綴じ込み表）

 全日本病院出版会　〒113-0033 東京都文京区本郷 3-16-4　Tel:03-5689-5989
http://www.zenniti.com　Fax:03-5689-8030

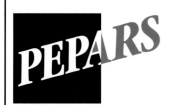

◆特集/スレッドリフト 私はこうしている

Ⅰ. 吸収性材料のスレッド
PLA，PCL を原料とするコグ付きスレッド
—Happy Lift™—

征矢野 進一*

Key Words：スレッドリフト(thread lift)，吸収糸(absorbable thread)，ポリカプロラクトン(polycaprolactone；PCL)，ポリ乳酸(poly-lactic acid；PLA)

Abstract 吸収性材料(ポリカプロラクトンとポリ乳酸)を原料としたコグ付きの糸を用いて頬のタルミを改善する方法を解説した．製品は糸のみなので，脊椎麻酔用の針を用いて頬の皮下に糸を挿入する．切開は行わずに，20 G の針を用いて施術するため，治療後の回復期間が短い．糸は数か月で吸収されていくが，吸収される過程で糸が入っている周辺に炎症反応が起こり，コラーゲンが産生されるので，吸収後もさらにある程度の期間は効果が持続する．

挿入する糸の深さが真皮に近いと外部から形がみえるので，やや深めの挿入がよい．また糸の断端が皮膚に近いと，内部からの動きでニキビ状の発赤を起こすことがある．余った糸は少し短めに切断した方がよい．皮膚切除を伴うフェイスリフトと違い，余剰皮膚を除去するわけではないが，頬のフェイスラインのタルミ改善に役立つ方法である．

製　品

今回用いたトゲ付き糸はイタリアのプロモイタリア　インターナショナル社が製造している Happy Lift™(以下，ハッピーリフト)であった．この糸は吸収性材料(乳酸とカプロラクトンの重合体)により作られている．中央部分に向けて数 mm 間隔でトゲがついている透明な糸で(図1)，全長 7 cm のものと 12 cm のもの，2 種類がある．7 cm の糸は 3 本が 1 箱に，12 cm の糸は 6 本が 1 箱に入って，最小単位として販売されている．このトゲ付き糸を用いて非切開によるフェイスリフトを行った．この治療経験を報告する．

適用症例と方法

頬から顎にかけてのタルミの症例に用いている．耳前部の切開によるフェイスリフトはダウンタイムが長すぎるため非切開法を望む患者に適している．

頬の耳介側から鼻，口唇，顎の方向に針を刺入する部位に沿ってマークを行う．刺入部位にエピレナミン含有キシロカイン 0.5％を数 m*l* 用い局所麻酔をする．マークを行った部位の皮下に 20 G，15 cm 長の脊椎麻酔用針(図1)を刺す．耳介側から針をマークの皮下に通して鼻，口唇，顎側の皮膚から出したら針の内筒を抜き，尖端から注射針内部の空洞に糸を通す．糸の中央部分が丁度埋め込み部位の全長の中央に位置するように糸を送ってから，引き上げるように皮膚をつまみながら糸を残して針のみを抜去する．糸の両端を持ちながら，固定されているのを確認して，皮膚から

---

* Shinichi SOYANO，〒101-0044　東京都千代田区鍛冶町 2 丁目 7-2　神田美容外科形成外科医院，院長

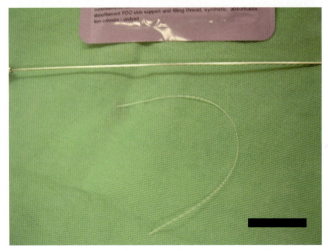

図 1. コグ付きスレッド(Happy Lift™)と挿入用の脊椎麻酔用の針

飛び出している余分な糸の端をやや短めに切断する．圧迫や被覆は特に行っていない．数日で外観は落ち着いてくる．術後は表情の安静と，洗顔時に強く皮膚をこすらないように指導している．術後は顔の皮膚を圧迫すると皮下の糸の膨らみが見えることがあるが，3 か月程度でその膨らみは消失する．また違和感も数か月程度で消失している．

症例結果

症例 1(図 2)：40 歳代，女性
図 2-a は治療前，図 2-b, c は糸の挿入予定の印で，図 2-d が 3 週後の状態である．頬がリフトアップし，頬の陥凹が目立ちにくくなった．

症例 2(図 3)：50 歳代前半，女性
図 3-a〜c は治療前，図 3-d〜f は治療直後，図 3-g〜i は治療 1 か月後の状態である．図 3-h, i は糸がまだ吸収されておらず，指で押すと糸の形がみえる．

症例 3(図 4)：30 歳代後半，女性
図 4-a〜c は治療前，図 4-d, e は治療直後，図 4-f が治療 3 か月後の状態．右頬に糸の飛び出しに伴う発赤がみられる．

注意点

施術はコメカミ近くから鼻唇溝，口角，下顎角に向かって挿入場所を決めるが，この糸は挿入するための針を独自に用意しないといけない．脊椎麻酔用の 20 G の針を用いる．コメカミの近くは針の刺す部位はあまり目立たないが，鼻唇溝，口角，下顎角に向かって針を出す部分は治療直後に目立つ．針を出す部位をしっかり決めて行うことが重要である．

合併症とその対策

症例 2 にみえたように，皮下の浅い層に糸を通すと 1 か月程度糸の形が外からわかることがある．やや深めに糸を入れることが大切である．また，症例 3 のように 3 か月後に針穴だったところから糸が刺激して小さなニキビ状の小膿瘍をつくることがある．発赤が長引く場合は糸を一部切除することが必要である．

考察

ポリプロピレン製のトゲ付き糸を用いたスレッドリフトは 2002 年に Sulamanidze らにより報告されている[1]．彼らはポリプロピレン製のトゲ付き糸を使用して同様の方法で顔面のタルミの治療を行った．合併症として，筆者が経験したような糸の突出や顔面皮膚を触った時の異物感以外には，糸のトゲによると思われる顔面違和感[2]，糸周囲の感染[3]，耳下腺分泌管の損傷[4]などが報告されている．それらの合併症はポリプロピレン製の

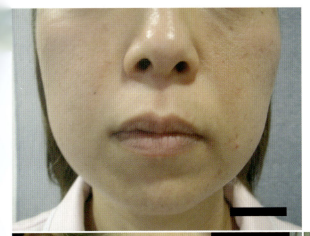
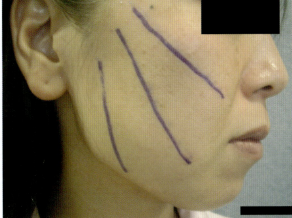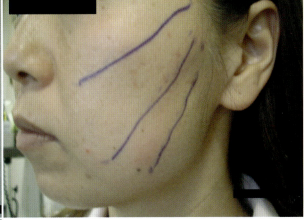
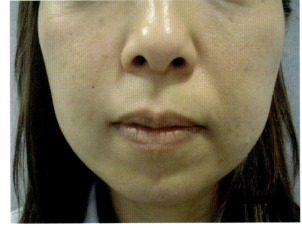

図 2. 症例 1：40 歳代，女性
a：治療前
b：右頬のスレッド挿入予定のマーク
c：左頬のスレッド挿入予定のマーク
d：スレッド挿入後 3 週の状態．頬が引き上がっている．

トゲ付き糸を用いて生じている．吸収性の糸を使用した場合はその可能性は時間とともに低下する[5]．

また余剰皮膚を切除しているわけではないので，タルミの治療を希望するすべての患者に対して適応となるわけではないが，1 つの方法として今後期待できる治療法であると思われる．また今回使用した糸は吸収性材料を用いているため，長

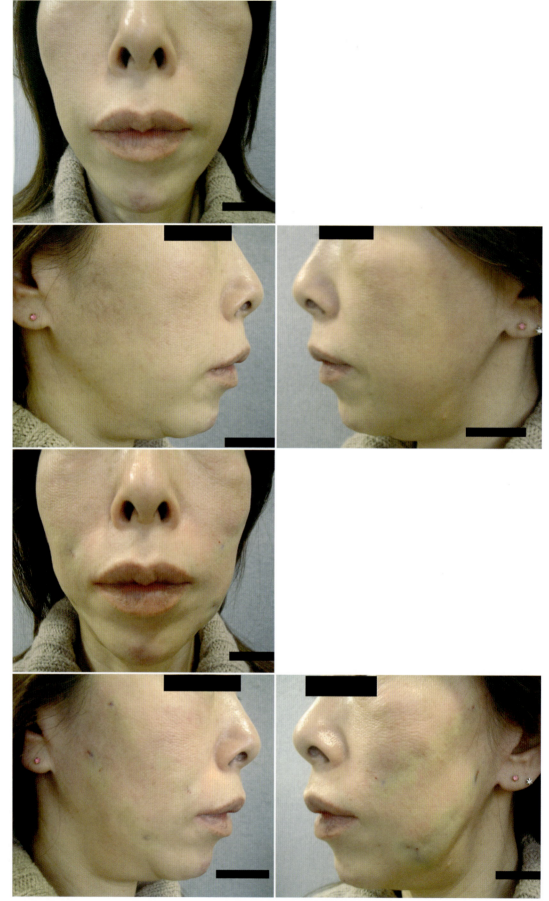

図 3.

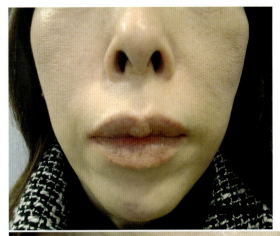
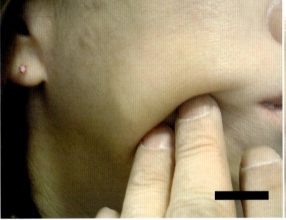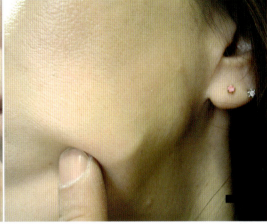

図 3. 症例 2：50 歳代前半，女性
a：治療前．正面
b：治療前．右側の頬
c：治療前．左側の頬
d：スレッド治療直後．正面
e：スレッド治療直後．右側
f：スレッド治療直後．左側
g：スレッド挿入の 1 か月後．正面
h：スレッド挿入の 1 か月後．右側．頬下側からの圧迫で糸の形がみえる．
i：スレッド挿入の 1 か月後．左側．同様の圧迫で糸の形がはっきりみえる．

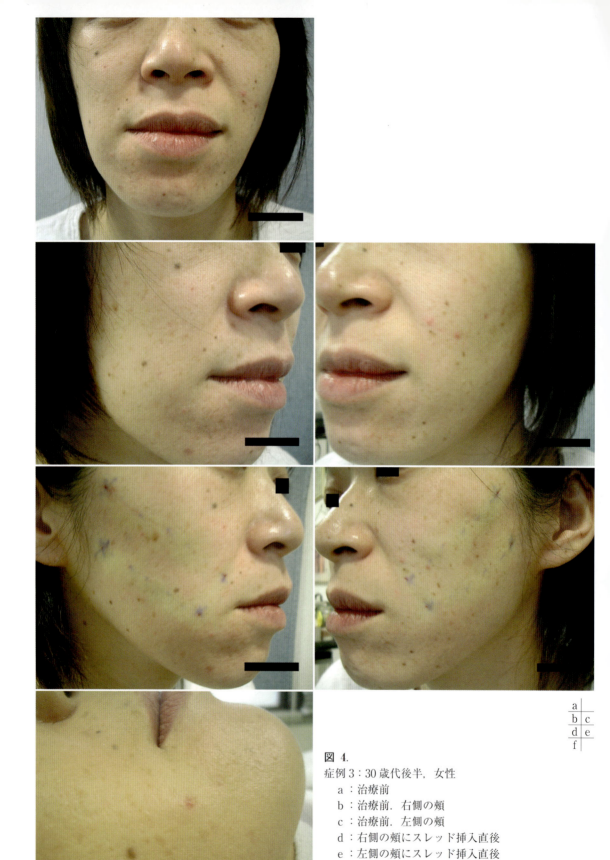

図 4.
症例3：30歳代後半，女性
 a：治療前
 b：治療前．右側の頬
 c：治療前．左側の頬
 d：右側の頬にスレッド挿入直後
 e：左側の頬にスレッド挿入直後
 f：スレッド治療の3か月後．右口角に発赤がみえる．糸の断端が飛び出した．

期間の効果は従来のいわゆるアプトスリフトより短い可能性があるが，吸収されてから置き換わった自己コラーゲン組織により効果が持続する可能性がある．異物を長期間皮下に残さないことを長所と感じる患者にとっては有効な治療方法だと筆者は思っている[6)7)]．

参考文献

1) Sulamanidze, M. A., et al.：Removal of facial soft tissue ptosis with special threads. Dermatol Surg. **28**：367-371, 2002.
   Summary　初めてコグ付きの糸により顔面軟部組織の下垂を治療した報告．

2) Lee, C. J., et al.：Dysesthesia and fasciculation：Unusual complications following face-lift with cog threads. Dermatol Surg. **33**：253-255, 2007.
   Summary　スレッドリフト後の顔面の違和感などの珍しい合併症を報告．

3) Cruz Höfling, C., et al.：Infection of polypropylene threads for face-lifting with Mycobacterium fortuitum. Dermatol Surg. **33**：492-495, 2007.
   Summary　ポリプロピレンの糸を挿入した後の感染症について述べている．

4) Winkler, E., et al.：Stensen duct rupture(Sialocele) and other complications of the Aptos thread technique. Plast Reconstr Surg. **118**：1468-1471, 2006.
   Summary　アプトス糸の治療後の耳下腺分泌管の損傷や他の合併症を報告している．

5) Savoia, A., et al.：Outcomes in thread lift for facial rejuvenation：a study performed with Happy Lift™ revitalizing. Dermatol Ther(Heidelb). **4**：103-114, 2014.
   Summary　2年間で37症例をハッピーリフトで行った．89%が良好．内出血程度の合併症．中程度のタルミに効果的であった組織学的検査で糸に沿って反応があることで，糸のリフト効果が確認できた．

6) 征矢野進一：スレッドリフト(吸収糸)の治療経験．日美外報．**30**：82-86, 2008.
   Summary　ハッピーリフトを施術した20症例に関して報告している．

7) 征矢野進一：スレッドリフト．実践アトラス　美容外科注入治療　改訂第2版．征矢野進一編．144-149, 全日本病院出版会，2018.
   Summary　図や動画付きでスレッドリフトを解説している．

◆特集／スレッドリフト 私はこうしている
Ⅰ．吸収性材料のスレッド
PLA を原料とするコーン型コグ付きスレッド
―Silhouette Soft®―

田中　亜希子*

Key Words：スレッドリフト（thread lift），シルエットソフト®（Silhouette Soft®），ポリ乳酸（poly-lactic acid；PLA），吸収性スレッド（absorbable thread），バイオコーン（biocorn）

Abstract　Silhouette Soft®（以下，シルエットソフト）はポリ乳酸（PLA）製の吸収糸に円錐状の吸収性バイオコーンがついている製品で，日本では 2012 年から使用されている．円錐状のバイオコーンにより組織を立体的に引き上げるため引き上げ効果が大きく，コグ糸と違ってバナナピール現象を起こすこともない．コーンの数が 8・12・16 と 3 種類あり，糸の両端が 23 G 針となっているため，様々な部位に使用することができる．吸収されるまでの期間が約 18 か月と長いため，ポリジオキサノン（PDO）製の糸よりも効果の持続期間が長い．また，コグ糸と比べて痛みが少ないことも魅力である．バイオコーンの周囲にはコラーゲン生成が促進され，これは糸とコーンが吸収された後も続く．
　シルエットソフトは自分の脂肪を移動することにより，自然な仕上がりを得ることができるよい施術だが，効果を出しやすい患者をきちんと選ぶことと，フィラー注入などの他の施術と組み合わせることが重要である．

イントロダクション

　加齢により様々な変化が同時に起こることがわかってきた．まず大きな変化の 1 つは骨吸収で，選択的骨吸収が起こる部位は前頭骨・側頭骨・眼窩・梨状口・上顎骨・下顎骨である．それによって額とこめかみがへこんでゴツゴツとした骨格となり，眼窩が拡大することによって目の下のたるみが目立つようになる．また，梨状口の拡大によって鼻翼は広がり鼻が目立つようになり，上顎骨が萎縮することで鼻の下は長く唇は薄くなり，下顎骨が萎縮することで顎が後退してオトガイ筋が常に過緊張状態となる．
　また，皮下脂肪は基本的に萎縮して下垂する部分がほとんどであるが，法令線上の nasolabial cheek fat については加齢により肥大することがわかっている．
　骨から皮膚までを固定している支持靱帯は，加齢とともに伸びて緩んできて，たるみやしわの元となる．
　表面の皮膚については，主に光老化により皮膚の弾力性が失われ，薄く伸びてしわができやすい状態となり，皮膚色もくすみやシミ・毛細血管の拡張などの色ムラが目立つ状態となる．
　様々な加齢変化に対しては様々な治療法を組み合わせて行うことが重要である．当院では，骨萎縮や脂肪萎縮に対してはヒアルロン酸をはじめとするフィラー注入，過度の皮下脂肪に対しては脂肪溶解注射（ミケランジェロ），脂肪の下垂によるたるみに対してはスレッドリフトを用いて皮下脂肪のリポジショニングを行っている．また，重度の下垂については手術を行い，表面のしわに対し

---

* Akiko TANAKA，〒158-0094　東京都世田谷区玉川 3-6-1　第 6 明友ビル 5 階　医療法人社団英僚会，理事長／あきこクリニック，院長

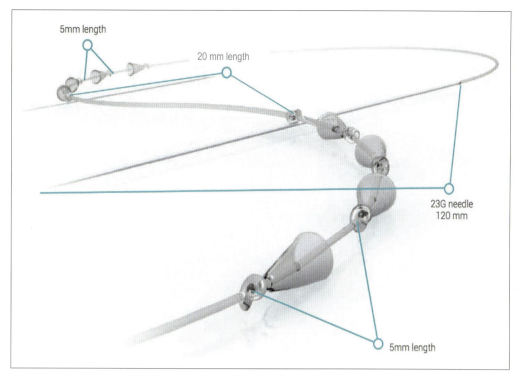

図 1. シルエットソフト

表 1. シルエットソフトの種類

Product	SOFT 8 CONES	SOFT 12 CONES	SOFT 16 CONES
Usp designation	3	3	3
Length	30 cm	27.5 cm	26.8 cm
Number of cones	8	12	16
Direction of the cones	Bidirectional	Bidirectional	Bidirectional
Space between cones	5 mm	8 mm	8 mm
Material	PLA	PLA	PLA
Needle	2 needles (23 G) of 12 cm each	2 needles (23 G) of 12 cm each	2 needles (23 G) of 12 cm each

てはボツリヌス製剤やフィラーを使用して，表面の皮膚に対しては IPL や RF などの照射を行っている．このように様々な治療を組み合わせて行うことで，スレッドリフト単体では得られない高い効果を出し，患者満足度を上げている．

ここでは，Silhouette Soft®（以下，シルエットソフト）に関して詳しい商品説明をし，シルエットソフトの適応と詳しい手術手技・症例結果・施術の注意点と合併症，および合併症に対する対策について順を追って解説していく．

シルエットソフトについての商品説明

シルエットソフトは 2012 年より日本で使われている PLA（ポリ乳酸）を主原料とする吸収糸で，吸収性のバイオコーンが双方向に付いている両端針（23 G 鋭針）の製品である（図 1）．

双方向に付いているバイオコーンの数が 4 個ずつ計 8 個付いているシルエットソフト 8 コーンと，バイオコーンの数が 6 個ずつ計 12 個付いているシルエットソフト 12 コーンと，バイオコーンの数が 8 個ずつ計 16 個付いているシルエットソフト 16 コーンの 3 種類の製品がある（表 1）．

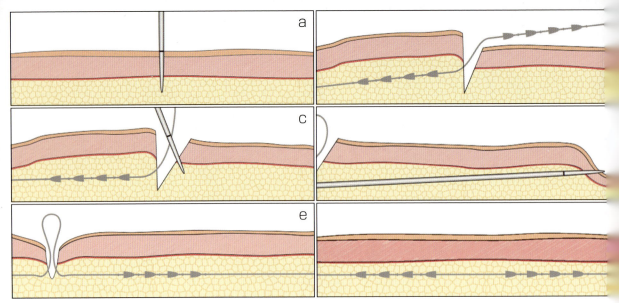

図 2. シルエットソフトの手術手技
a：黒い点のところまで垂直に針を入れる．
c：黒い点まで針を入れたら横に傾けて皮下に刺入する．
d：刺出点まで進んで針を出す．
e：刺入点に糸がループ状に残っているので刺出点の糸を両端に引っ張りfのようにする．

　バイオコーンは体内で徐々に柔らかくなり吸収されるため，コグ糸によくあるチクチクとした痛みがない．バイオコーンの約50％は約5か月で吸収され，8～10か月で完全に吸収される．バイオコーンが吸収された後も周囲のコラーゲン生成促進が期待できる．

　コグ糸ではバナナピール現象（コグがバナナの皮がむけるようになる現象）によりすぐに引き上げ効果がなくなってしまうことがあるが，シルエットソフトにはそのようなことは起こらないため，効果の持続期間が約18～24か月と長い．

シルエットソフトの適応

　シルエットソフトは下垂した皮下脂肪を移動して有効活用するという考えで行うものなので，あまりにもたるみが強くフェイスリフト手術の適応となるような患者には適していない．また，移動するべき皮下脂肪があまりにも少なすぎる患者や，皮膚が菲薄で挿入したバイオコーンが目立ってしまう患者も適応ではない．たるみが軽度で，皮下脂肪が適度にあり，皮膚の厚みが適度にある患者に行うのが最も効果的である．しかし，たるみが重度の場合でも患者が切るフェイスリフト手術を望まない場合も多く，そのような場合にはスレッドの本数を増やして行う．また，過度に脂肪がついている患者の場合には，まず脂肪溶解注射を行ってある程度脂肪を減らしてからスレッドリフトを行う．

手術手技

　座位でマーキングを行い，刺入点と刺出点を決める．シルエットソフト8コーンの場合は刺入点と刺出点は6 cm以上，シルエットソフト12コーンの場合は刺入点と刺出点は9 cm以上，シルエットソフト16コーンの場合は刺入点と刺出点は10 cm以上あけることが望ましい．刺入点に1％キシロカインEで局所麻酔を行い，18 G針で針穴をあけて，23 Gのカニューレ針（スレッドリフト専用の9 cmの長さのもの）を使用してスレッドの通り道に0.5％キシロカインEで局所麻酔を行う．スレッドの挿入の際には，23 Gの針にメルクマールとなる黒い点がついているので，黒い点のところまでは垂直に針を入れてから針を横に傾けて皮下に刺入して，刺出点まで進んで針を出す．同じく両端針のもう一方を刺入点から刺出点まで通して出す（図2）．

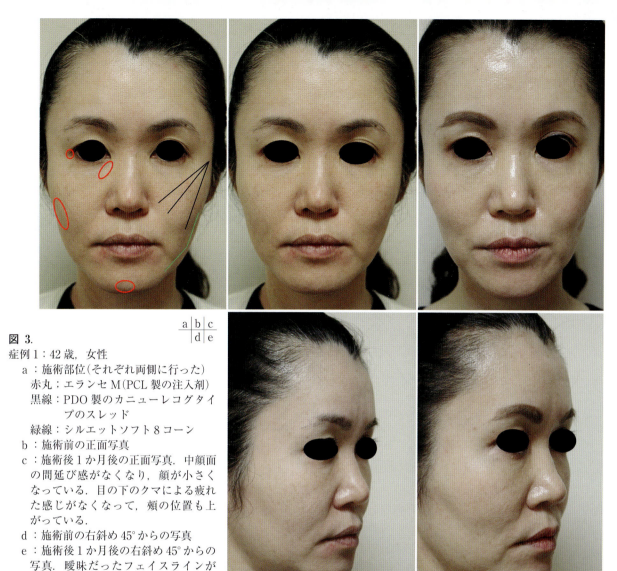

図 3.
症例 1：42 歳，女性
　a：施術部位(それぞれ両側に行った)
　　　赤丸：エランセ M(PCL 製の注入剤)
　　　黒線：PDO 製のカニューレコグタイプのスレッド
　　　緑線：シルエットソフト 8 コーン
　b：施術前の正面写真
　c：施術後 1 か月後の正面写真．中顔面の間延び感がなくなり，顔が小さくなっている．目の下のクマによる疲れた感じがなくなって，頬の位置も上がっている．
　d：施術前の右斜め 45°からの写真
　e：施術後 1 か月後の右斜め 45°からの写真．曖昧だったフェイスラインがスッキリとシャープになっている．

症例結果

症例 1：42 歳，女性

　目の下のクマと中顔面の間延び感を主訴に来院(図 3-b, d)．下顎骨の骨吸収が進んでいるため，エランセ M(PCL 製の注入剤)，PDO 製のカニューレコグタイプのスレッド，シルエットソフト 8 コーンを組み合わせて使用した．どの製品をどの部位に使用したかを施術前の写真に書き込んだものが図 3-a である．

　赤で示した部分にエランセ M を両側で合計 3 m*l* 注入し，耳珠の前を刺入点として法令線に向けて片側 3 本ずつ合計 6 本の PDO 製のカニューレコグを皮下に挿入し，下顎角を刺入点として口の横と下顎角の上を刺出点としてシルエットソフト 8 コーンを片側 1 本ずつ合計 2 本皮下に挿入した．

　施術後 1 か月後には，中顔面の間延び感がなくなり，顔が小さくなっている．目の下のクマによる疲れた感じがなくなって，頬の位置も上がっている(図 3-c)．また，曖昧だったフェイスラインがスッキリとシャープになっている(図 3-e)．

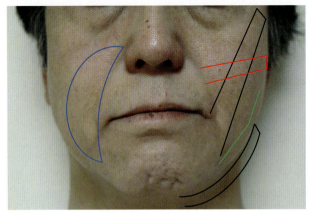

図 4. 症例 2：51 歳，男性
　a：施術部位(それぞれ両側に行った)
　　青線内：脂肪溶解注射ミケランジェロ(計 6 回)
　　黒線：シルエットソフト 16 コーン
　　赤線：シルエットソフト 12 コーン
　　緑線：シルエットソフト 8 コーン
　b：施術前の正面写真
　c：ミケランジェロ 6 回終了後の正面写真．法令線の上の脂肪が減っている．
　d：シルエットソフト施術後 1 か月後の正面写真．フェイスラインがスッキリとし顔が一回り小さくなり，法令線も目立たなくなっている．
　e：施術前の右斜め 45°からの写真
　f：ミケランジェロ 6 回終了後の右斜め 45°からの写真．法令線の上の脂肪が減り法令線が浅くなっている．
　g：シルエットソフト施術後 1 か月後の右斜め 45°からの写真．曖昧だったフェイスラインがスッキリとシャープになり法令線もマリオネットラインも浅くなっている．

症例 2：51 歳，男性

　法令線のしわと顔全体のたるみを主訴として来院(図 4-b, e)．法令線の上の脂肪と頬の脂肪が多いため，脂肪溶解注射ミケランジェロを 6 回行って脂肪の量を減らしてからシルエットソフトを行った(図 4-c, f)．どの製品をどの部位に使用したかを施術前の写真に書き込んだものが図 4-a である．

　法令線の上からフェイスラインにかけてミケランジェロを片側 2 m*l* ずつ合計 4 m*l* 皮下脂肪に注入し，10 日間隔で 6 回施術を行った．脂肪が減ってきたところでシルエットソフト 16 コーンを顎下と口横からこめかみにかけて片側 2 本ずつ合計 4 本挿入，シルエットソフト 12 コーンを法令線から頬骨にかけて片側 1 本ずつ合計 2 本挿入，シルエットソフト 8 コーンを下顎角から口元にかけてと下顎角の上に向けて片側 1 本ずつ合計 2 本挿入した．

シルエットソフト施術後 1 か月後にはフェイスラインがスッキリとし顔が一回り小さくなり，法令線も目立たなくなっている．曖昧だったフェイスラインがスッキリとシャープになり法令線もマリオネットラインも浅くなっている(図 4-d, g)．

施術の注意点

　刺入部から針を刺入する際に深さを一定にしないと刺入部がディンプルとなってしまうため，きちんと針についている黒い点まで針を垂直に入れてから方向を変えるようにしなければならない．

合併症とその対策

1．感　染

　糸を出すのは挿入する直前とし，刺入部から髪の毛などが入らないように細心の注意を払い，手術中の清潔操作と抗生剤の内服を行えばほぼ感染を防ぐことができる．

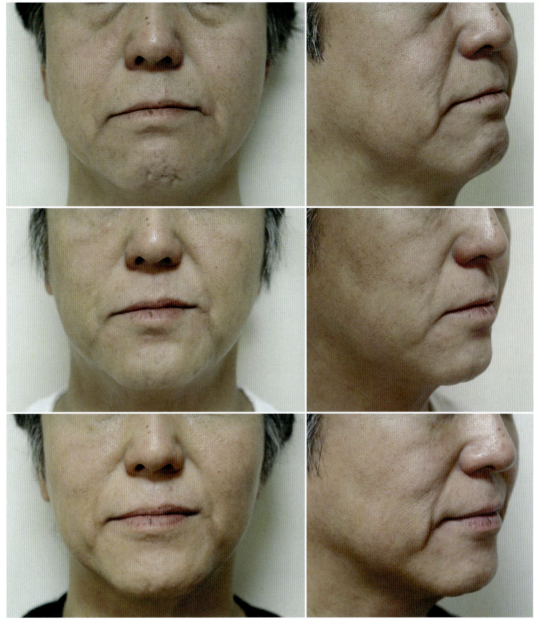

図 4-b～g. 症例 2：51 歳, 男性

2. 出血

刺入点と刺出点を決める際には血管の走行に注意して決めて, 針を通す層は皮下脂肪層とし, それでも出血した場合にはテーピングで圧迫すると早く出血を抑えることができる.

3. ディンプル

糸を常に一定の層に正しく挿入すればディンプルはできないが, できてしまった時は皮膚を圧迫してなじませることで解消できる.

まとめ

シルエットソフトは簡単に手術を行うことができ, 患者のダウンタイムも短く, 自然なリフトアップ効果を出すことができるよい手術であるが, 単独で行うと劇的な変化をもたらすものではない. 適応を考えて患者選択をしっかりと行い, フィラー注入や脂肪溶解注射などと併用して行うことが大切である.

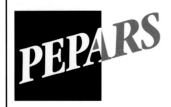

◆特集/スレッドリフト 私はこうしている
Ⅰ．吸収性材料のスレッド
鋭針やカニューレの中に PDO を原料とする スレッドを入れたコグ付き製品
―Lead fine lift®, JBP V-lift Premium®, JBP V-lift Genesis®, Blue Rose®―

征矢野　進一*

Key Words：スレッドリフト（thread lift），吸収糸（absorbable thread），ポリダイオクサノン（polydioxanone；PDO/PDS），カニューレ（cannula）

Abstract　吸収性材料（ポリダイオクサノン）を原料としてコグ付きの糸を用いて頬のタルミを改善する方法を解説した．製品は針やカニューレに入った糸である．糸単独の製品のように脊椎麻酔用の針を用いて頬の皮下に糸を挿入する必要はない．切開は行わずに，18 G の針を挿入用の針穴作成に用いる．傷跡が刺入点の針痕のみなので，治療後の回復期間が短い．糸は数か月で吸収されていくが，吸収される過程で糸が入っている周辺に炎症反応が起こりコラーゲンが産生されるので，吸収後も効果がある程度の期間持続する．
　挿入する糸の深さが真皮に近いと，外部から形がみえるので，やや深めの挿入がよい．皮膚切除を伴うフェイスリフトと違い，余剰皮膚を除去するわけではないが，頬のフェイスラインや首のタルミ改善に役立つ方法である．

製　品

　今回用いたトゲ付き糸は Lead fine lift®, JBP V-lift Premium®（図 1），JBP V-lift Genesis®（図 2），Blue Rose® であった．これらの糸は吸収性材料（PDO/ポリダイオクサノン）により作られている．中央部分に向けて数 mm 間隔でトゲが付いている青い糸で，23～18 G の太さの針やカニューレの内部に入っている．針やカニューレの長さは全長 6 cm のものから 10 cm 程度のものまで，多種類がある．このトゲ付き糸を用いて非切開による頬，首などのタルミリフトを行った．この治療経験を報告する．

適用症例と方法

　頬から顎にかけてのタルミの症例や首の中央にタルミが見える患者に用いている．トゲ付き糸単独と違い，針やカニューレに入れられたトゲ付き糸が皮下に直接挿入される．耳前部の切開によるフェイスリフトはダウンタイムが 1 か月程度であり，早期に社会復帰をするには長すぎる．短期間で結果を望む患者に適している．
　頬の耳介側から鼻，口唇，顎の方向に針を刺入する部位に沿ってマークを行う．刺入部位にエピレナミン含有キシロカイン 0.5％ を数 m*l* 用い局所麻酔をする．
　針に入っているトゲ付き糸（図 1）の場合は，刺入点と刺出点をそれぞれ決めて，マークを行った部位の皮下にトゲ付き糸が入った針を刺す．耳介側から針をマークの皮下に通して鼻，口唇，顎

---

* Shinichi SOYANO，〒101-0044　東京都千代田区鍛冶町 2 丁目 7-2　神田美容外科形成外科医院，院長

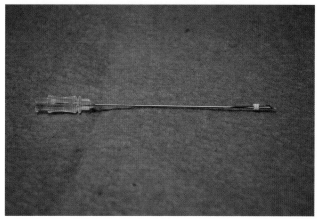

図 1. 23 G 長さ 60 mm の JBP V-lift Premium®.
針の内部にトゲ付き糸が入っている.

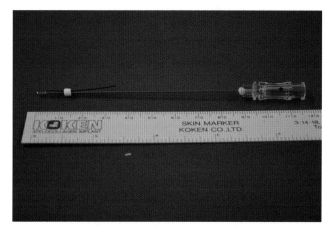

図 2. 20 G 長さ 90 mm の JBP V-lift Genesis®.
カニューレ内部にトゲ付き糸が入っている.

側の皮膚から出したら内部に入っているトゲ付き糸を持ち，糸の中央部分が丁度埋め込み部位の全長の中央に位置するように糸を残し，引き上げるように皮膚をつまみながら糸を残して針のみを抜去する．糸の両端を持ちながら，固定されているのを確認して，皮膚から飛び出している余分な糸の端をやや短めに切断する．圧迫や被覆は特に行っていない．数日で腫れや針痕は落ち着いてくる．術後は表情の安静と，洗顔時に強く皮膚をこすらないように指導している．術後は顔の皮膚を圧迫すると皮下の糸の膨らみが見えることがあるが，3 か月程度でその膨らみは消失する．また違和感も数か月程度で消失している．

　カニューレに入ったトゲ付き糸(図 2)を用いる場合は，刺入点は 18 G の針で麻酔後に長さを確認しながらコメカミの丁度よい高さに作成する．刺出点は特に存在しないので，カニューレの先端の方向のみにマークをする．1 か所の刺入点から数本のカニューレに入ったトゲ付き糸を皮下に挿入している．後はコメカミ側に残った糸を引き上げ，丁度よい程度になったら余分な糸を切断している．他の注意点は上記と同様であるが，刺出点が存在しないため早期の社会復帰が可能である．

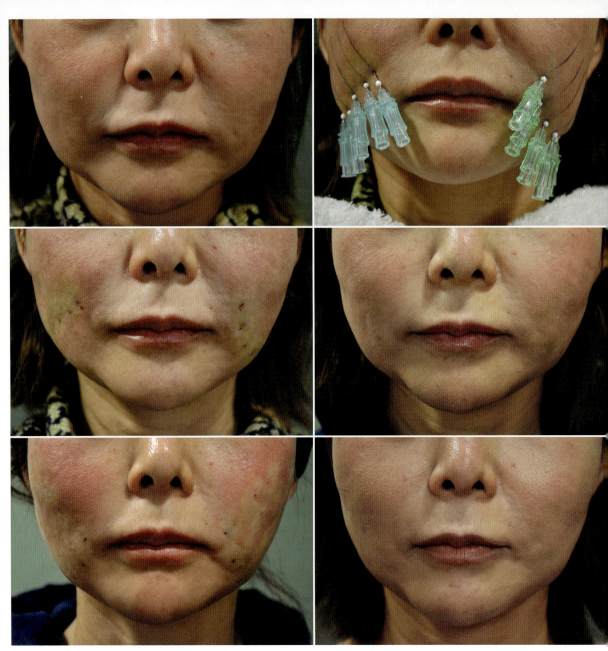

図 3. 症例 1：50 歳代，女性
a：治療前
b：右に 23 G 長さ 60 mm の JBP V-lift Premium® を 6 本，左に 21 G 長さ 60 mm の JBP V-lift Premium® を 6 本，内側下方から外側上方に刺入した直後である．まだ針を抜去していない．
c：針を抜去した治療直後
d：スレッド挿入後 1 週の状態．針痕は目立たない．頬が引き上がっている．
e：d の同日．さらに 21 G 長さ 90 mm の JBP V-lift Premium® を片側 6 本で合計 12 本追加した直後である．
f：e の治療の 13 日後．更に頬のリフトアップができて，頬の下垂が目立ちにくくなった．

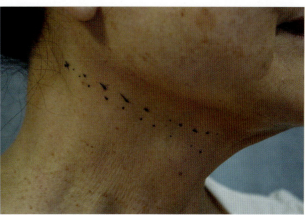
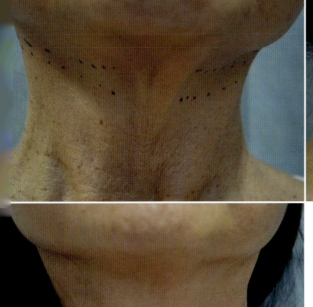
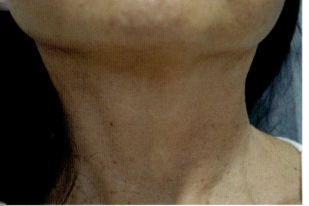

図 4. 症例 2：70 歳代前半，女性
a：首のスレッド治療前．正面
b：治療前の右側．スレッド刺入の予定線を示す．2 本の 20 G 長さ 90 mm の JBP V-lift Genesis® を刺入した．片側 2 本で合計 4 本刺入した．
c：スレッド直後．正面．首中央のタルミが改善している．

症例結果

症例 1（図 3）：50 歳代，女性

図 3-a は治療前，図 3-b は右に 23 G×60 mm の JBP V-lift Premium® を 6 本，左に 21 G×60 mm の JBP V-lift Premium® を 6 本，内側下方から外側上方に刺入した直後である．図 3-c は針を抜去した治療直後である．図 3-d がその 7 日後の状態である．21 G を入れた方が効果はやや大きいように見える．更に同日 21 G×90 mm の JBP V-lift Premium® を片側 6 本で合計 12 本追加した．図 3-e はその治療直後で図 3-f はそれから 13 日後の状態である．頰のリフトアップができて，頰の下垂が目立ちにくくなった．

症例 2（図 4）：70 歳代前半，女性

図 4-a，b は治療前の状態．図 4-b は挿入する糸の予定ラインに印をつけている．耳の下数 cm の部位に 18 G の針で穴を 1 か所開け，そこから 2 本の 20 G×90 mm の JBP V-lift Genesis® を刺入した．片側 2 本で合計 4 本刺入した．図 4-c がその治療直後である．正中部分の首のタルミが目立たなくなった．

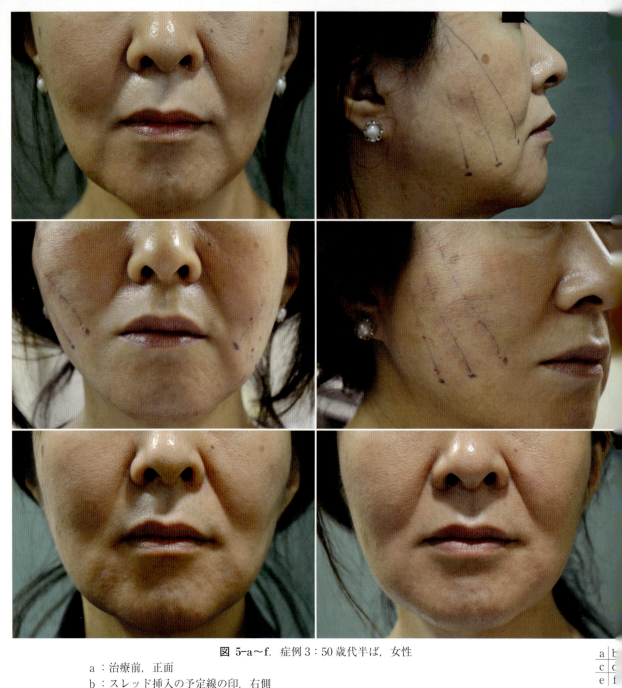

図 5-a～f. 症例 3：50 歳代半ば，女性
a：治療前，正面
b：スレッド挿入の予定線の印．右側
c：20 G 長さ 90 mm の JBP V-lift Genesis® を片側 6 本で合計 12 本刺入した治療直後である．
d：c の右側
e：c の治療 2 か月後．
f：e の 5 か月後，1 回目と同様の治療を行い，更に 3 か月後に JBP V-line Force®（現在は販売されていないが，Blue Rose® と同等品）の 18 G×100 mm を片側 3 本ずつ刺入して強く引き上げる直前の状態

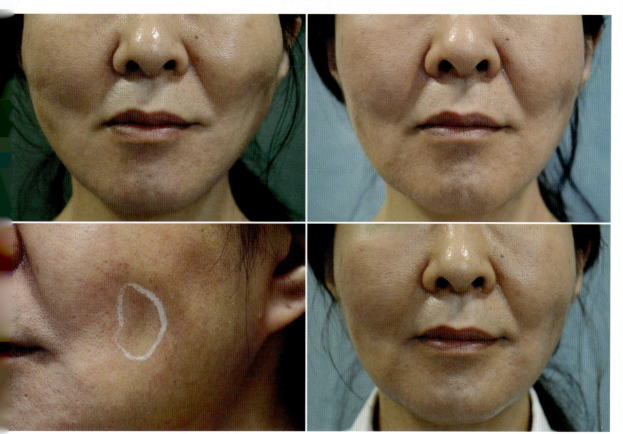

図 5のつづき(g〜j). 症例3：50歳台半ば，女性
g：fの3日後の状態．左頬に陥凹が生じた．
h：fの1か月後である．左頬にまだ陥凹が見える．
i：gの左側の頬の陥凹．ここにヒアルロン酸製剤(JBP NanoLink Fille fine)を注入した．
j：hの1か月後の状態(ヒアルロン酸による施術の6日後)．陥凹が目立ちにくくなった．

症例3(図5)：50歳代半ば，女性

図5-a，bは治療前．図5-c，dは20 G×90 mmのJBP V-lift Genesis®を片側6本で合計12本刺入した治療直後である．コメカミの毛髪の生え際1か所に18 Gの針で穴をあけて，同一部位より3本のJBP V-lift Genesis®を挿入した．図5-eが治療2か月後の状態である．eの5か月後(図5-f)に1回目と同様の治療を行い，更に3か月後にJBP V-line Force®(現在は販売されていないが，Blue Rose®と同等品)の18 G×100 mmを片側3本ずつ刺入して強く引き上げた．図5-gはその3日後である．左頬に陥凹が生じた．その1か月後も図5-hのように陥凹が認められる．図5-iは陥凹部位を白く印をつけた．ここにヒアルロン酸製剤(JBP NanoLink Fille fine)を注入した．図5-jは施術後6日の状態．陥凹は目立たなくなり，フェイスラインの引き上げも認められる．

注意点

施術はコメカミ近くの生え際1か所から鼻唇溝，口角，下顎角に向かって挿入場所を決めるが，おおよそ3本程度で行っている．この糸は挿入するための針の内部にトゲ付き糸を持っているため，予定線を描いておく．18 Gの針を用いて，刺入点に穴をあける．コメカミ近くは針の刺す部位はあまり目立たないが，鼻唇溝，口角，下顎角に向かって皮下を通す時，針を持つ側の反対側の掌で深さを確認しながら，針やカニューレを進める．トゲ付き糸のみが皮下に残ってから引き上げるが，患者を座位にして行い変形の程度をみて，

引っ張る力の程度を調節することが重要である.

合併症とその対策

症例3の図5-gにみえたように,強い力で引き上げると頬に陥凹をつくることがある.通常1か月程度で陥凹は改善するが,なかなか治らない時は,図5-jのように陥凹の部分の皮下に低架橋ヒアルロン酸製剤を注入するとよい.高架橋のヒアルロン酸製剤を用いると,陥凹が自然改善しても凸の変形を長く残すことがある.

考　察

Happy Lift™のようなポリプロピレン製のトゲ付き糸を用いたスレッドリフト(APTOS®)は2002年にSulamanidzeらにより報告されている[1].その後同著者は2011年に更に症例を増やし12,788の施術を行ったレビューを報告している[2].合併症の報告も記載していて,糸が見える,糸の移動,糸の露出,針を通した部分の出血,皮膚陥凹,一過性の麻痺,血管や神経への障害,耳下腺管の損傷などがあり得ると報告している.また吸収性のトゲ付き糸であるHappy Lift™の報告もある[3].施術方法は上記とも同様である.

これらは糸単体であるが,今回使用した糸は針やカニューレの内部に入った状態で販売されている.別途刺入用の針を用いずに,また針穴に糸を挿入する必要もない.このように針やカニューレに内包されている糸は多くがポリダイオクサノン製である.数か月で吸収されるが,効果は半年程度持続している[4][5].

今後,タルミの治療を希望するすべての患者に対して適応となるわけではないが,1つの方法として今後期待できる治療法である.また今回使用した糸は吸収性材料を用いているため,吸収されてから置き換わった自己コラーゲン組織により効果が持続する可能性がある[3].異物を長期間皮下

に残さないことを長所と感じる患者にとっては有効な治療方法だと筆者は思っている[6].

参考文献

1) Sulamanidze, M. A., et al.：Removal of facial soft tissue ptosis with special threads. Dermatol Surg. 28：367-371, 2002.
   Summary　初めてコグ付きの糸により顔面軟部組織の下垂を治療した報告.

2) Sulamanidze, M. A., et al.：Avoiding complications with Aptos sutures. Aesthet Surg J. 31：863-873, 2011.
   Summary　アプトス糸を用いて,12,788の施術を行った.糸が見える,糸の移動,糸の露出,針を通した部分の出血,皮膚陥凹,一過性の麻痺,血管や神経への障害,耳下腺管の損傷などが起こり得る.最近では手技の向上により減少した.効果的な方法である.

3) Savoia, A., et al.：Outcomes in thread lift for facial rejuvenation：a study performed with Happy Lift™ revitalizing. Dermatol Ther(Heidelberg). 4：103-114, 2014.
   Summary　2年間で37症例をハッピーリフトで行った.89%が良好.内出血程度の合併症がある.中程度のタルミに効果的である.組織学的検査で糸に沿って反応があることで,糸のリフト効果が確認できた.

4) Suh, D. H., et al.：Outcomes of polydioxanone knotless thread lifting for facial rejuvenation. Dermatol Surg. 41：720-725, 2015.
   Summary　韓国でのスレッドリフト(ポリダイオクサノン製)2年間の調査.31症例.吸収糸の両方向スレッドを用いて87%が良好.

5) Karimi, K., Reivitis, A.：Lifting the lower face with an absorbable polydioxanone(PDO)thread. J Drugs Dermatol. 16：932-934, 2017.

6) 征矢野進一：スレッドリフト.実践アトラス　美容外科注入治療　改訂第2版.征矢野進一著.144-149,全日本病院出版会,2018.
   Summary　図や動画でスレッドリフトの施術方法を解説している.

好評書籍

超アトラス 眼瞼手術
―眼科・形成外科の考えるポイント―

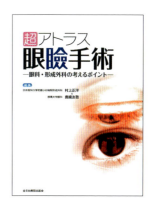

編集
日本医科大学武蔵小杉病院形成外科　村上正洋
群馬大学眼科　鹿嶋友敬

B5判／オールカラー／258頁／定価（本体価格9,800円＋税）
2014年10月発行

形成外科と眼科のコラボレーションを目指す，意欲的なアトラスが登場！眼瞼手術の基本・準備から，部位別・疾患別の術式までを盛り込んだ充実の内容．計786枚の図を用いたビジュアルな解説で，実際の手技がイメージしやすく，眼形成の初学者にも熟練者にも，必ず役立つ1冊です．

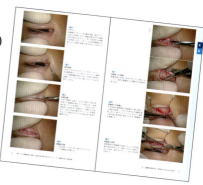

目次

I　手術前の[基本][準備]編―すべては患者満足のために―
- A　まずは知っておくべき「眼」の基本
　　―眼科医の視点から―
- B　おさえておきたい眼瞼手術の基本・準備のポイント
　　―形成外科医の視点から―
- C　高齢者の眼瞼手術における整容的ポイント
　　―患者満足度を上げるために―
- D　眼瞼手術に必要な解剖
- E　眼瞼形成外科手術に必要な神経生理

II　眼瞼手術の[実践]編
- A　上眼瞼の睫毛内反
　　　上眼瞼の睫毛内とは
　　　埋没縫合法
　　　切開法（Hotz変法）
- B　下眼瞼の睫毛内反
　　　下眼瞼の睫毛内反とは
　　　若年者における埋没法
　　　若年者におけるHotz変法
　　　退行性睫毛内反に対するHotz変法（anterior lamellar repositioning）
　　　Lid margin split法
　　　牽引筋腱膜の切離を加えたHotz変法
　　　内眥形成
- C　下眼瞼内反
　　　下眼瞼内反とは
　　　牽引筋腱膜縫着術（Jones変法）
　　　眼輪筋短縮術（Wheeler-Hisatomi法）
　　　Lower eyelid retractors' advancement（LER advancement）
　　　牽引筋腱膜縫着術と眼輪筋短縮術を併用した下眼瞼内反手術
- D　睫毛乱生・睫毛重生
　　　睫毛乱生・睫毛重生とは
　　　電気分解法
　　　毛根除去法
　　　Anterior lamellar resection（眼瞼前葉切除）
- E　上眼瞼下垂
　　　上眼瞼下垂とは
　　　Aponeurosisを利用した眼瞼下垂手術
　　　Muller tuck法（原法）
　　　CO_2レーザーを使用した眼瞼下垂手術（extended Muller tuck 宮田法）
　　　Aponeurosisとミュラー筋（挙筋腱膜群）を利用した眼瞼下垂手術
　　　眼窩隔膜を利用した眼瞼下垂手術（松尾法）
　　　若年者に対する人工素材による吊り上げ術
　　　退行性変化に対する筋膜による吊り上げ術
　　　Aponeurosisの前転とミュラー筋タッキングを併用した眼瞼下垂手術
- F　皮膚弛緩
　　　上眼瞼皮膚弛緩とは
　　　重瞼部切除（眼科的立場から）
　　　重瞼部切除（形成外科的立場から）
　　　眉毛下皮膚切除術
- G　眼瞼外反
　　　下眼瞼外反とは
　　　Lateral tarsal strip
　　　Kuhnt-Szymanowski Smith変法
　　　Lazy T & Transcanthal Canthopexy

コラム
眼科医と形成外科医のキャッチボール

全日本病院出版会
〒113-0033　東京都文京区本郷3-16-4　Tel：03-5689-5989
http://www.zenniti.com　　　　　　　　　　Fax：03-5689-8030

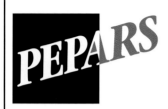

◆特集／スレッドリフト 私はこうしている

Ⅰ．吸収性材料のスレッド
鈍針カニューレよりアンカーを挿入するコグ付きの製品
—YOUNGS LIFT®—

中西 雄二*

Key Words：フェイスリフト(face lift)，糸リフト(thread lift)，固定元挿入式，新しいタイプの吸収性コグ付き糸リフト，皮膚若返り(rejuvenation)

Abstract　若返りは美容医療にとっての永遠の課題である．顔面の老化に対する治療は非侵襲的な治療として，レーザー，ラジオ波，超音波，トレチノイン酸など，数多くある．昨今はそれぞれの波長の複合機の改良により短期間の効果を期待できるものも見受けられる．一方侵襲を伴う治療はスレッドリフトから切開によるフェイスリフト，更にそれらを組み合わせた施術が受け入れられつつあるが，スレッドリフトの進化は特に顕著で今後も飛躍的に改良されていく可能性が高い．スレッドリフトは大きく固定式と非固定式，コグ付きとコグなしに分類される．筆者は固定元を切開しないで理想な位置に，カテーテルにより挿入留置する新しいタイプのスレッドリフト，YOUNGS LIFT®(ヤングスリフト®，Y. JACOB MEDICAL，韓国)を本邦に導入し，製作者とともに更なる改良を加えているので，使用法の詳細と展望につき報告する．

スレッドリフトについて

　スレッドリフトの歴史は古いが，スレッドリフトと呼ばれる最初の糸は渉猟できる文献では Sulamanidze らが 2001 年に発表した APTOS® から始まる．その後，開発者のアイディアにより様々な種類のものが開発されているが，未だ長期的に理想的な結果を得られているとは言い難い．筆者は APTOS® 発表当初から数多くの商品を使用している．スレッドリフトの歴史をわかりやく表に示す(表 1，図表の中に引用文献番号を記載)．スレッドリフトを専門に行っていない筆者らは侵襲的なフルフェイスリフトと並行して，数々のスレッドリフトも行っており，経験のある代表的なものだけでもこのような種類になる(表 2，3)．流通しているものはさらに多いと思うが，類似品を製造しやすい韓国においては数百種類もの製品があると言われている．このような中からいろいろ試してきたが，製造メーカーの情報を頼りに，安全性の高いものを実際に使用して確かめるしかないのが現状であった．

　その中でも使用方法により，皮膚切開を必要とするものと皮膚切開を要しないものとに大別することができ，一般的には皮膚切開を要するものの方が強固に固定できるため挙上効果が高いとされている．しかし，切開を要するため侵襲度が増し，ダウンタイムが長くなることや，皮膚に瘢痕ができるなどのデメリットが生じる．一方，皮膚切開を要しないタイプのものは低侵襲ではあるが，皮膚切開を要するものと比較すると挙上効果が弱い

＊ Yuji NAKANISHI，〒150-0001　東京都渋谷区神宮前 5-9-13 喜多重ビル 4，5 階　表参道スキンクリニック，統括医療部長

表 1. スレッドリフトの歴史

紀元前 2000 年	パピルスを用いていた．フェザーリフトの起源？
1970 年頃	フランスの Dr. ジーン・コークスにより金の糸の臨床スタート[1)2)]
1996 年	ロシアの Dr. スラマニーチェが APTOS® を開発
2001 年	日本に導入[3)~6)]
2002 年	Dr. ゴードン・ササキ，Dr. コーエンが Cable-suture を発表[8)9)]
	シンガポールの Dr. Woffles Wu が APTOS® をアレンジして WAPTOS(W-TOSIS)を開発[10)]
2007 年頃	スペインのロバート・ピッツァミリオ教授が，シルエットリフトを開発[11)]
2010 年頃	フランスでスプリングアプトス開発され日本に導入[2)13)]
2011 年~	韓国の Dr. Lee Hwang Heui 開発のリードファインリフト導入
	他ショッピングスレッド(ウルトラVリフトなど…)

表 2. スレッドリフトの種類(固定式)

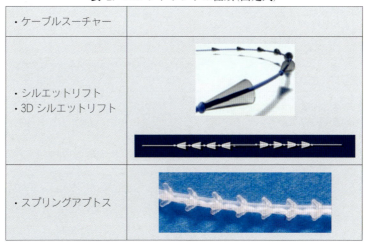

表 3. スレッドリフトの種類(固定しない)

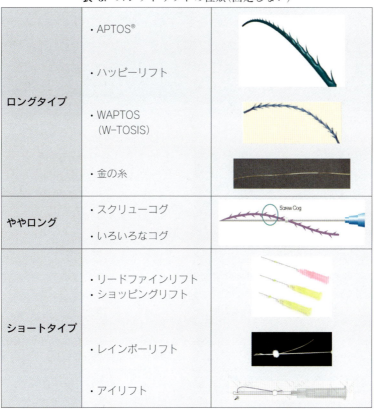

表 4. スレッドリフトの特徴

	皮膚切開必要	皮膚切開不要
リフト効果	高い	低い
手術手技	煩雑	簡易
施術時間	長い	短い
出血量	多い	少ない
ダウンタイム	長い	短い

簡単で使いやすい リフティング施術のために特別考案された特許製品で構成されている。手術方法もアメリカで特許(U.S. Patent No. 10,010,317)を取得．

Youngs Thread

- CONEがついた 2 本のloop状 PDO 糸 (USP 2-0)
- 糸の表面にやじりが生成されている．
- 糸についてるCONEがどこでも望む方向にリフティングが可能

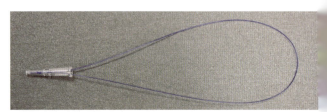

Youngs Pointer

- Wire + Tube
- 糸が挿入され通路を確保する
- 傷跡と血管損傷を最小化

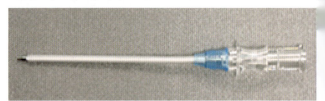

Youngs Starter

- Puncture + Pushbar
- ポインタが挿入する入口を表皮に作る
- 糸がチューブを通って挿入されるように押し込まれる

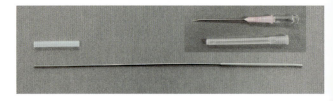

図 1. ヤングスリフト® 製品構成

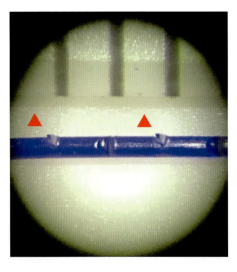

図 2.
ヤングスリフト® 25 倍拡大図
1 mm 間隔でコグが付いていることがわかる．

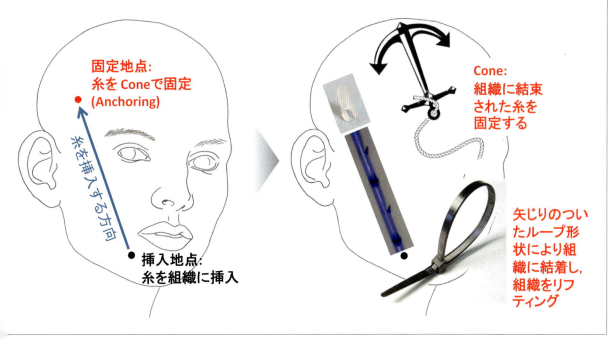

図 3. ヤングスリフト® Anchoring System：Cone（Anchoring）＋やじり（Lifting）

という考えが一般的である（表 4）．これらを併用して何とか結果を出してきたが，何か釈然としない結果に苦労してきたことは否めない．今回筆者が導入した YOUNGS LIFT®（以下，ヤングスリフト®）は固定元を通常の側頭部を切開する術式ではなく，カテーテルにより遠位端より挿入する新しい概念のスレッドリフトであり筆者も施術を受けている．今回はそのスレッドリフトの特徴，使用方法，術後経過，将来の展望を報告する．

製品と使用法

韓国の美容外科医，金嶺載（キムヨンジェ）によって開発されたヤングスリフト®は，Youngs-Thread, Pointer, Starter により構成されている．糸は 2-0 ポリジオキサノン糸（PDO）でできている．吸収性のコーンとハブが先端に付いた構造であり，糸の形状はループ状である．Pointer はいわゆる血管内留置針の針が鈍針のようなトロッカーで，18 G 針で皮膚の刺入点を確保するが，刺入点を真皮内浅層とし Pointer が深く侵入するのを防ぐ．内筒を抜きコーン付き本糸を Pushbar によってカテーテル先端まで押し込みコーンを固定する．コグは，1 mm 間隔おきに一方向に向いた構造でループ状になっており，アンカーとなるコーンは違和感のない大きさに工夫されているので強固な固定が得られる（図 1）．

コグは非常に精密に作られている．規則正しく 1 mm 間隔についている精度の高いコグを顕微鏡を使用して 25 倍に拡大し示す（図 2）．この糸を，サーフロー様の専用デバイスを用いて挿入することによって，皮膚切開を必要とせずアンカーを固定予定部位に挿入できることが最大の特徴である．そのため，側頭部に皮膚切開を置く必要がなく，アンカーを頬部（眼窩下縁など）に置くことで中顔面のみの挙上も可能となる．またヤングスリフト®は 2014 年に MFDS に，2016 年に FDA, CE に認可されており，製品としての安全性も高いと考えられる（図 3）．

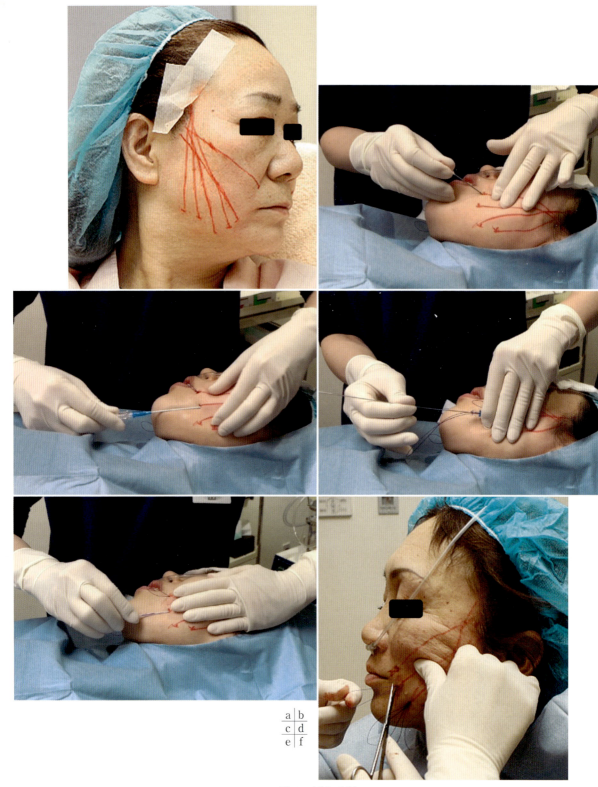

図 4. 挿入手順

a：挿入部位をデザイン
b：18 G 針で真皮浅層まで刺入
c：糸挿入用デバイスを刺入点から挿入する．
d：Starter で糸を押し込む．
e：皮膚を挙上したい方向に引き上げる．アンカーを固定しながら，外筒を抜去する．
f：露出した糸を切除する．

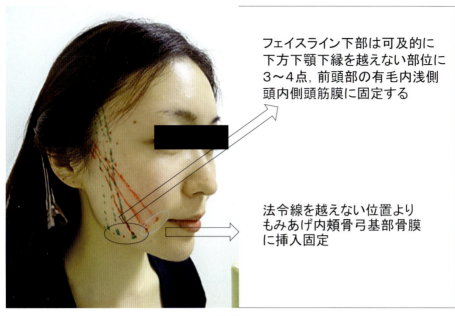

図 5.

挿入方法（手順）

① 座位にて挿入部位，挿入方向をデザインする（図 4-a）．デザインの詳細は後述する．
② 挿入部位に局所麻酔を行う．
③ 18 G 針でデバイス挿入予定部位の皮膚表層に刺入点を作成する（図 4-b）．
④ 糸挿入用デバイス（Pointer）をデザインした部位から挿入する（図 4-c）．
⑤ デバイスの内筒を抜去し，ヤングスリフト®を外筒にセットした後，Starter で糸を押し込む（図 4-d）．
⑥ 皮膚を挙上したい方向に引き上げてアンカーを固定しながら，外筒を抜去する（図 4-e）．
⑦ 皮膚から露出している余った糸を切除する（図 4-f）．

この一連の挿入操作であるが，筆者らの経験によれば，操作自体は非常に簡便で難しいテクニックは必要なく，数例経験すればこの①〜⑦段階の操作を 30 秒足らずで行えるようになる．（＊痛みに弱い患者や不安が強い患者には静脈麻酔などを併用する．）

術後は糸の刺入部に軟膏を塗布し，テープで保護する．翌日まで圧迫とし，術後 1 週間は大きく口を開けるなどの行為をしないよう説明している．術後 1 週間で検診とし，その際にディンプリングを認めた場合は，皮膚を軽く圧迫し，コグの引っ掛かりを取り除くことで簡単に解消することができる．

デザインのポイント（図 5）

一般的なスレッドリフトと違い挿入部位や固定部位，角度が自由に選択できることが最大の利点であり，筆者は法令線のやや耳側よりに 3 点刺入し，一番上の糸は malar fat pad を横切らない，また固定点は必ず生え際の中，つまりもみあげ内頬骨耳側部の骨膜に固定する．さらにフェイスライン下部は可及的に下方下顎下縁を越えない部位に 3〜4 点，前頭部のもみあげ内浅側頭内側頭筋膜に固定するようにしている．デザインのポイントやリタッチ（2 か月から半年後の追加糸）については現在検討中であるため今後報告する．

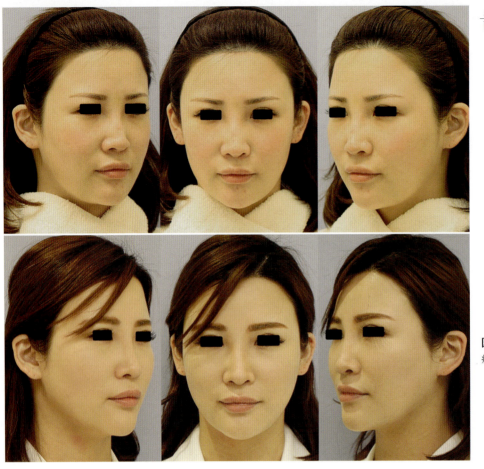

図 6.
症例 1：29 歳，女性
　a：術前所見
　b：術後 3 か月の状態．フェイスラインの改善と malar fat pad の挙上を認める．

症　例

症例 1：29 歳，女性（図 6）
　フェイスラインのたるみの改善を希望．下顎部よりたるんだ皮膚を挙上するように糸を片側 4 本ずつ挿入した．術後 3 か月，下顎のラインの改善が得られている．

症例 2：46 歳，男性（図 7）
　鼻唇溝とマリオネットラインを主訴にフェイスラインの改善，若返りを希望．下顎部から malar fat pad を挙上するように糸を挿入した．術後 1 年でリタッチを行い，リタッチ後 6 か月，malar fat pad が挙上され若返った印象が維持されており，患者は満足されている．

症例 3：44 歳，女性（図 8）
　鼻唇溝とマリオネットライン，フェイスラインの改善を希望して受診した．下顎部より malar fat pad を形を温存して挙上するように糸を挿入した．初回施術より約 1 年後，malar fat pad の挙上は保たれているが若返り希望にてリタッチを行った．リタッチ後 3 か月，さらにマリオネットラインの改善を認めている．

症例 4：58 歳，男性（図 9）
　顔全体のたるみの改善を希望．使用した糸は左右各 10 本を下顎から頬部への糸挿入と，眉毛挙上を行った．術後 10 か月，再度糸を追加しフェイスラインの改善と眉毛挙上を認めている．症例はリタッチ後 2 か月であるため，術後 1 年の状態である．

症例 5：54 歳，女性（図 10）
　たるみと鼻唇溝とマリオネットラインの改善希望にて受診．下顎部より糸を挿入した．術後 1 週

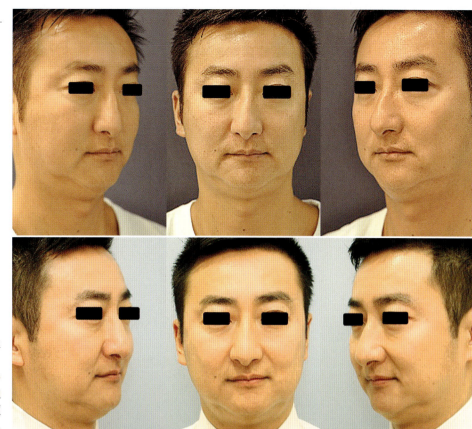

図 7.
症例 2：46 歳，男性
　a：術前所見
　b：初回施術より 1 年後にリタッチ施行，リタッチ後 6 か月の状態．Malar fat pad の挙上を認め，中顔面のたるみが改善している．

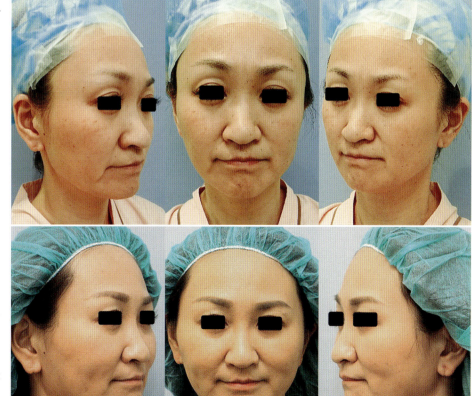

図 8.
症例 3：44 歳，女性
　a：術前所見
　b：初回施術より約 1 年後にリタッチ施行，リタッチ後 3 か月の状態．中顔面のたるみの改善（malar fat pad の挙上）とマリオネットラインの改善を認める．

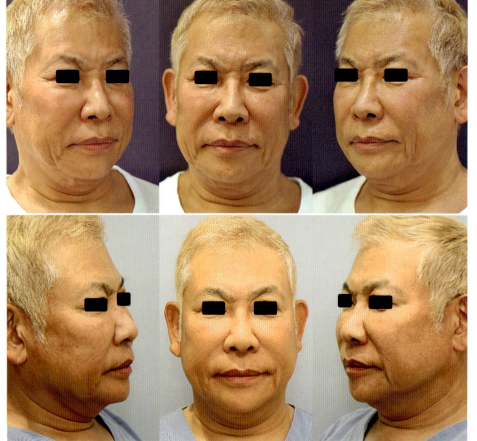

図 9.
症例 4：58 歳，男性
 a：術前所見
 b：術後 1 年の状態（リタッチ後 2 か月）．たるみとフェイスラインの改善を認める．

間で両頬部にディンプリングを認めたため，その場で皮膚を圧迫し，コグと皮膚の引っかかりを解除することにより改善した．このディンプリングは術者が皮下の浅い部分に糸を挿入したことにより生じたと考えられる．術後 3 か月，サスペンション効果は得られており，malar fat pad の挙上とマリオネットラインの改善を認めている．

結　果

鼻唇溝やマリオネットライン，顎・フェイスラインのたるみ，眉毛下垂の改善を認めた．また，術後のダウンタイムが短く，中顔面のたるみに対し垂直方向の malar fat pad の挙上にも有用であった．さらに，肌質の改善を認めた症例もあった．たるみの多い症例ではディンプリングを起こす症例も認めたが，術後 1 週間検診時に処置を行い改善した．また，術後早期に開口時の痛みを訴える症例も認めたが，約 2 週間後には痛みは消失した．このスレッドリフトのもう 1 つの特徴は，発案者の研究により 2～3 か月と比較的早期に計画的にリタッチ（再度最小限の糸を挿入する）することにより，初回手術の際に合成されたコラーゲンの層を効果的で自然にリフトアップすることが期待される．このメカニズムについては発案者と筆者により検討し長期観察中である．

考　察

スレッドリフトは一般的には皮膚切開を要するタイプの方が皮膚切開を要しないものと比較し，強固に組織に固定できるため挙上効果が高いとされている．しかし，皮膚切開を要するため，ダウンタイムが長くなることや皮膚に瘢痕ができるなどのデメリットが生じる．一方，皮膚切開を要しないタイプは低侵襲ではあるが，皮膚切開を要す

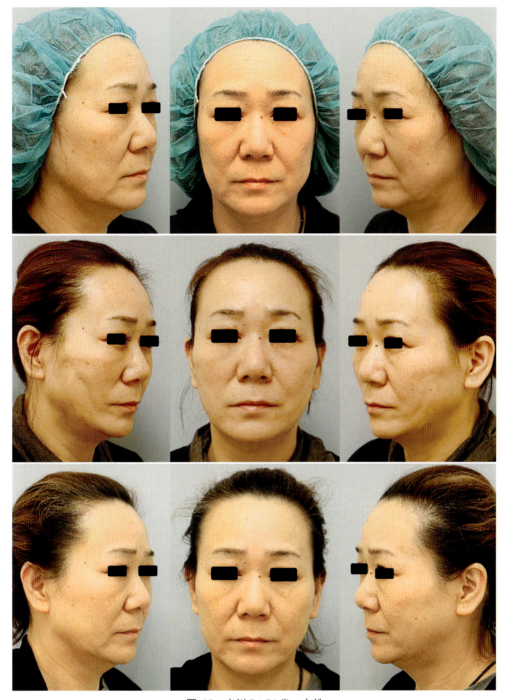

図 10. 症例 5：54 歳，女性

a：術前所見
b：術後 1 週間の状態．頬部にディンプリングを認め，皮膚を圧迫しコグの引っかかりを解除した．
c：術後 3 か月の状態．全体に若返った印象となり，マリオネットラインの皺が浅くなった．

るものと比較すると挙上効果が弱いデメリットがある．今回我々が使用したヤングスリフト®は糸の先端にコーンが付いており，専用の挿入デバイスを用いることで皮膚切開を置かずにアンカーを希望部位に挿入することができることが，今までのスレッドリフトにはない大きな特徴の1つである．しかし，アンカーを挿入しても固定力が弱くては意味がないのであるが，今回は測定器を用いて引っ張り強度などを測定していないため筆者たちの主観となるが，実際使用した感覚は一度挿入すると引き抜くことが困難であり，そのまま引き抜こうとすれば相当な力を要する．そのことからも皮膚切開を用いた製品と同等に近い，強いアンカー効果が得られていると感じられた．さらに皮膚切開を必要としないことで，どの方向にでも挙上する力点（＊糸先端のコーンがアンカーとなる部位）を置くことができる．例えば，皮膚切開が必要な製品で中顔面，いわゆる malar fat pad 部分の下垂を垂直方向に挙上したい場合は，眼窩下縁をアンカーとするため顔面露出部である睫毛下切開を置かなければならない[14]．しかしヤングスリフト®は皮膚切開を要せず，デバイスを用いることで眼窩下縁にアンカーを置くことができ，中顔面の垂直方向の挙上も可能である．

また，糸の形状がループ状になっていることも重要な要素を占める．ループ状であるということは，1回の手技で2本の糸を挿入したことと同様の効果が得られるということである．このスレッドは，サーフロー様デバイスの外筒内を通り挿入されるのだが，外筒を抜去するとループ状の形状をした糸であるため，お互いに対側に広がる力がかかり，コグが組織に絡みやすくなる．これらの作用によって，強い皮膚挙上効果が得られていると考えられる．

しかし，挙上効果の高いスレッドリフトの問題点として先ほど挙げた症例においても供覧したが，皮膚の引きつれやディンプリングの問題は重要である．皮膚挙上効果を高めるために1個のコグを大きくした製品なども散見されるが，通常コグの挙上効果が強いものほどこれらの合併症は現れやすい．しかし，ヤングスリフト®は他の製品に比較し，コグが非常に小さく，間隔が密である．そのためコグ1つずつの組織に対する挙上力は強くないが，数量が多いため全体として組織の挙上効果を高め，1か所に力がかからず，結果としてディンプリングが少なくなっていると推測される．また2016年の American Society for Dermatologic Surgery に掲載されたこの製品に関する論文で，コラーゲンⅠ型と TGF-β_1 が有意に増加する結果が報告[15]されており，これは肌質が改善する可能性があることが示唆される．筆者も患者から，この結果と同様の評価を耳にすることがままあるのだが，こちらについて今回は検討しておらず，今後の課題となる．また，効果の持続期間であるが，筆者らもこの製品を使用して2年程度であり，初期の患者のフォロー期間も最長で2年弱であるため，確かな評価には至っていない．挿入法についても試行錯誤しながらの施術となり，今後も評価を継続し検討していく予定である．

まとめ

ヤングスリフト®を顔面のたるみの改善目的に使用した．皮膚切開を必要としないためダウンタイムが短いが，容易にアンカーを挿入でき，高い皮膚の挙上効果が得られた．合併症は軽度で，患者の満足度も高かった．今後長期経過観察を行い，効果の持続性，糸の挿入方法や肌質の改善についても報告していく．

利益相反

本論文について他者との利益相反はない．

参考文献

1) Orenes, P.：Estudio anatomopatologico：Hilos de oro. Armonia Medica. **14**：8, 1992.
2) Rondo, J., et al.：Histologic study of the skin with gold thread implantation. Plast Reconstr Surg. **97**(1)：256-258, 1996.
3) Sulamanidze, M., et al.：Utilisation du fil "AP

TOS"dans le lifting facial. La revue de chirurgie esthetique de langue Francaise T. **25**(103)：17-22, 2001.

4）Sulamanidze, M., et al.：Lifting facial con hilos APTOS. Int J Cosmet Med Surg. **3**(3)：139-142, 2001.

5）Fournier, F. P.：Reflexions sur les fils tuteurs APTOS de Sulamanidze. La revue de chirurgie esthetique de langue Francaise. **25**(104)：23-27, 2001.

6）Adamyan, A. A., et al.："Morphological substantiation of facial skin lifting with APTOS threads"International Congress on Plastic, Reconstructive and Aesthetic Surgery, Abstracts of Papers, Moscow, p9-10, 2002.

7）Sulamanidze, M. A., et al.：Removal of facial soft tissue ptosis with special threads. Dermatol Surg. **28**(5)：367-371, 2002.

8）Sasaki, G. H., Cohen, A. T.：Meloplication of the malar fat pad by cable-suture technique for midface rejuvenation outcome study(392 cases-6 years experience). Plast Reconstr Surg. **110**(2)：635-654, 2002.

9）Sasaki, G., et al.：An objective comparison of holding, slippage, and pull-out tensions for eight suspension sutures in the malar fat pads of fresh-frozen human cadavers. Aesthet Surg J. **28**(4)：387-396, 2008.

10）Wu, W. T. L.：Barbed sutures in facial rejuvenation. Aesthet Surg J. **24**：582, 2004.

11）Benito, J., et al.：Facial rejuvenation and improvement of malar projection using sutures with absorbable cones：surgical technique and case series. Aesthet Plast Surg. **35**：248-253, 2011.

12）Sulamanidze, M., Sulamanidze, G.：Aptos suture lifting methods. 10 years of experience. Clin Plast Surg. **36**(2)：281-306, 2009.

13）Sulamanidze, M., et al.：APTOS SPRING－A new concept of lifting. Akt Dermatol. **2004**：30-81, 2004.

14）大口春雄：【フェイスリフト 手術手技アトラス】ミッドフェイスリフトに有効なスレッドリフトの併用．PEPARS．**124**：30-39，2017

15）Kim, J., et al.：Investigation on the cutaneous change induced by face-lifting monodirectional barbed polydioxanone thread. Dermatol Surg. **43**：74-80, 2017.

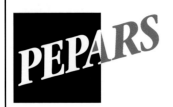

◆特集／スレッドリフト 私はこうしている

Ⅰ．吸収性材料のスレッド
Tesslift Soft® に G-コグ® を組み合わせたスレッドリフト
―G-Lift―

池田　欣生*

Key Words：フェイスリフト（face lift），スレッドリフト（thread lift），ポリカプロラクトン（polycaprolactone；PCL），G-コグ®（G-Cog®），G-コグドール®（G-Cog doll®），テスリフトソフト®（Tesslift Soft®），G-リフト（G-Lift）

Abstract　スレッドリフトはフェイスリフト手術に比べてダウンタイムが少なく人気の施術であるが，患者はより効果が長く続くスレッドリフトを希望する．当院では長期的にみて感染等の合併症などが少ないと考えられるため，吸収性のスレッドを患者に勧めることが多いが，吸収性とはいえ，より持続時間が長く続く糸を勧めることが多い．
　今回，我々は現時点において最も効果が長続きすると考えられる Tesslift Soft® と G-コグ®，G-コグドール® のそれぞれの糸の特徴を述べるとともに，それを組み合わせて施術する G-Lift についての具体的な施術方法について報告する．

はじめに

　当院では頬を引き上げる目的で形状を工夫した構造により長期間持続効果を望める PDO 素材の糸 Tesslift Soft® と，スキンタイトニングを行う目的で再生医療にて足場として線維芽細胞や軟骨などを誘導するためにも使われている PCL（ポリカプロラクトン）素材の G-コグ® および G-コグドール® とを組み合わせて使用することにより，スレッドリフトの長期的効果を高める工夫をしている．今回我々はそれぞれの糸の特徴と，それを用いたコンビネーション治療の具体的な方法について報告する．

吸収性スレッドの比較

　現在吸収性スレッドには大きく PDO，PLA，PCL の 3 種類がある．

それぞれの吸収性スレッドについての特徴を表 1 に示す．

Tesslift Soft® について

　Tesslift Soft® は PDO 素材のコグをメッシュでくるんだ糸を 18 G カニューレの中に入れた製品である（図 1）．体内にメッシュ構造の空洞があるとその中に線維芽細胞が増殖して空洞を埋めていくことが動物実験等で確認されている．一般の PDO 糸は約 6 か月くらいで溶解するが，Tesslift Soft® は線維芽細胞をメッシュ内に誘導させる工夫をしているため，rejuvenation 効果とともに，長期間の引き上げ効果を期待できる．構造上，少し針孔が太くなるのが欠点であるが，その分，引き上げの力は強力である．Tesslift Soft® とその拡大写真を図 2，3 に示す．

　Tesslift Soft® は Eye-lens Pte LTD.（電話番号：03-6273-7441）が個人輸入の代行を行っている．

* Yoshio IKEDA，〒104-0061　東京都中央区銀座 2 丁目 11-8　ラウンドクロス銀座 3F　東京皮膚科・形成外科，院長

表 1. PDO, PLA, PCL スレッドの比較

	PDO	PLA	PCL
特徴	安全に溶ける. 腫れは少ない.	安全に溶けるが施術後に少し腫れることがある	安全に溶けるが施術後に少し腫れることがある
溶解温度	180℃	180℃	62℃
残存時間	6か月	18か月以上	24か月以上
生体内での変化	50日後, 変化なし (0.172μm→0.172μm)	50日後, 12%直径が増える. (0.170μm→0.191μm)	微小孔に組織を誘導した後, 安全に溶けてなくなる.

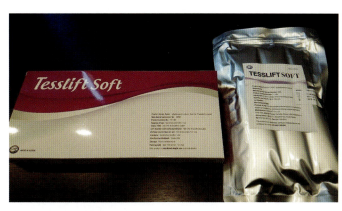

図 1.
Tesslift Soft® の外観

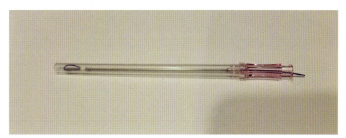

図 2.
Tesslift Soft®

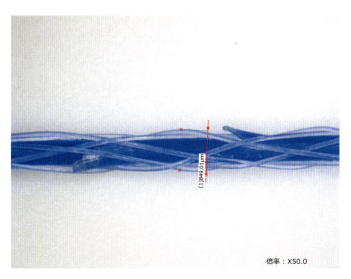

図 3.
Tesslift Soft®, 50倍拡大像

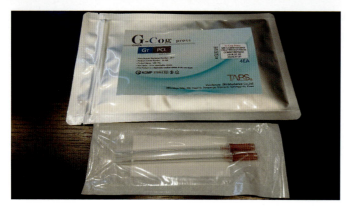

図 4.
G-コグ® の外観

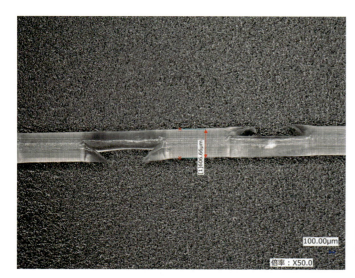

図 5.
G-コグ®，50 倍拡大像

G-コグ® について

　G-コグ® は再生医療で軟骨を誘導させるのにも使われている PCL（ポリカプロラクトン）を素材とする糸である（図4）．PCL は約 2～3 年かけて徐々に吸収されると知られている．

　PCL 糸は PDO 糸と比べて弾性は弱いが，生体適合性（biocompatibility）が高く異物感が他の糸に比べてとても少ない．PLA の糸は持続時間が長いという理由で有用ではあるが，術後 50 日くらいで 10％ ほどボリュームがアップすることがわかってきており，皮下の浅い部分に PLA の糸を入れると臨床的には笑った時に膨らみが見えるなどのトラブルになることがあるため，少し深い部位に入れる，入れたところにボリュームを出したい時のみに使うなどの注意が必要である．PCL 糸は膨らむことも少なく，組織内で 2～3 年かけながら加水分解され，二酸化炭素と水に分解されるため安全である．しかし再生医療系の素材であり，血流をよくするために，数日間，触った時の痛みや赤みが出ることがあるので術前にきちんと説明をしておくことが望ましい．G-コグ® の 50 倍拡大像を図 5 に示す．

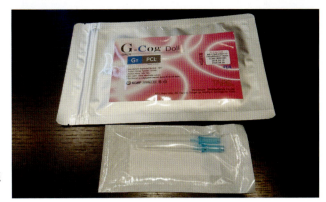

図 6.
G-コグドール®の外観

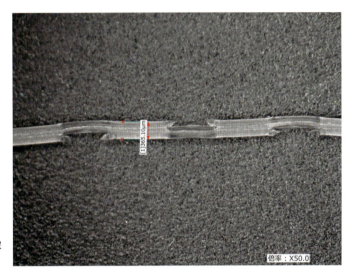

図 7.
G-コグドール®，50 倍拡大像

G-コグドール®について

G-コグドール®は G-コグ®をより細くして, 23 G カニューレの中に入れた PCL 糸である（図 6）．現状では世界一細い PCL コグと思われる．針が細いため，Tesslift Soft®や G-コグ®と違って好きな部位を選んでその場所の皮膚を縮めることができるのが特徴で，人形を作るように細かく顔の形を形成していくことができる．当院では Tesslift Soft®や G-コグ®で大まかに引き上げたり顔の形を形成したりしたあと，さらに細かく微調整を行うために G-コグドール®を使用している．G-コグドール®の 50 倍拡大像を図 7 に示す．

G-コグ®および G-コグドール®は株式会社 KROK（電話番号：03-4405-4542）が個人輸入代行を行っている．

G-Lift について

スレッドリフトは患者の希望する結果に合わせて糸の種類や本数を選べるという特徴があるが，今回は我々が最も多用している Tesslift Soft®と G-コグ®のコンビネーション治療，G-Lift について報告する．G-コグ®および G-コグドール®は主にスキンタイトニングを行って顔を小さくするために，Tesslift Soft®は引き上げ力が強力であるため頬全体の組織を引き上げるために，使用している．

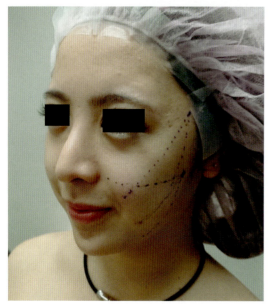

図 8. 術前デザイン
上半分が Tesslift Soft®, 下半分が G-コグ® のデザイン

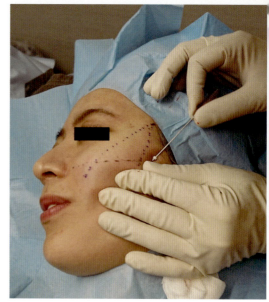

図 9. G-コグ® を挿入しているところ
左手でスキンタイトニングを行いながら引き抜く.

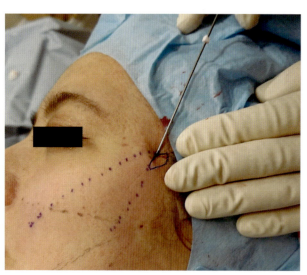

図 10. 頬を引き上げた後, 残りの上半分の
Tesslift Soft® を挿入しているところ
頬を持ち上げながら V 字型に挿入する.

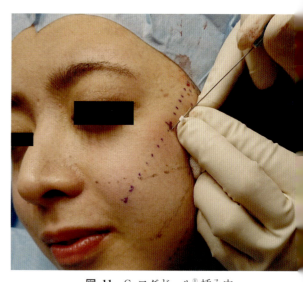

図 11. G-コグドール® 挿入中
G-コグドール® は細いので挿入場所を気にせず, 好きな部位に埋入できる. こちらもスキンタイトニングを行えるよう, 左手で引き締めながらカニューレを抜去していく.

手術の実際

症　例：23 歳, 女性
　顔の法令線を気にして受診. まず G-コグ® で顔面下半分のスキンタイトニングを行ってから Tesslift Soft® で頬を引き上げ, 最後に G-コグドール® で本人が希望される形のドールフェイスに微調整をすることとなった.

① 術前デザインの様子を図 8 に示す. 上半分が Tesslift Soft®, 下半分が G-コグ® のデザインである.
② 23 G カニューレでスレッド挿入部分の局所麻酔を行ったあと, まず G-コグ® を下顎方向に 2 本, そして横方向に 1 本, スキンタイトニングを行うように挿入する.
　挿入後に左手で皮膚を縮めるように押さえなが

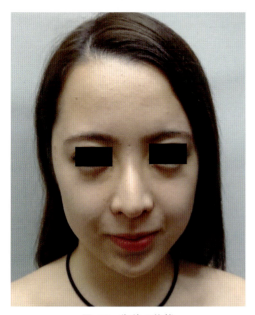

図 12. 術前の状態

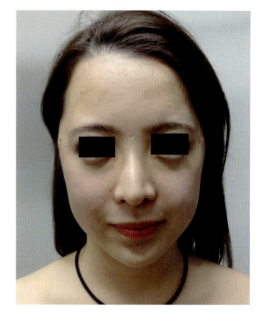

図 13. 施術直後の状態
直後から法令線が目立たなくなり，ドールフェイスとなっている．症例のように，目も開きやすくなるという患者が多い．

ら，コグを引き抜くのがコツである(図9).
③次に Tesslift Soft® を挿入する．法令線下部をまず引き上げ，余った上半分のスレッドを V 字型に，輪郭を引き上げるようにしながら挿入した(図10).

この患者は若いので片頬1本ずつであるが，症例によっては2本ずつ挿入している．当院では術後の痛みを避けるために，側頭筋膜に糸をかけるなどの操作は行わない(Floating concept).
④最後に G-コグドール® を患者に鏡で見てもらいながら，希望する部位のタイトニングを行うように挿入する．この患者の場合は放射状に法令線部分に片方5本，口周囲に片方5本ずつ挿入した(図11).
⑤術前の状態と手術直後の様子を示す(図12, 13)．Tesslift Soft®，G-コグ® および G-コグドール® はすべてカニューレタイプの針のため，施術直後から内出血はなく，直後から法令線も目立たなくなっているのがわかる．頬を引き上げると眼輪筋下部の位置も上がるため，症例のように目も開きやすくなるという患者が多い．当日は針孔が閉じるまで洗顔のみとし，翌日から化粧も可能としている．

考　察

フェイスリフトはもともと長時間の手術時間を要し，ダウンタイムも長く，合併症も比較的多い手術であった．私が美容外科医を目指して研修をしていた時にも，「フェイスリフト手術ができるようになって美容外科医として一人前」と言われていたものである．

その後，白壁らにより，SMAS法などのダウンタイムや合併症を少なくする方法が考案されていった[1]が，患者はよりダウンタイムが少なく，合併症もない手術を希望している．そのため，ゴアテックス糸を皮下組織にかけて引き上げたり[2]，ナイロン糸に切れ込みを入れて引き上げたりするスレッドリフトが考案され，施術されるようになっていった．ダウンタイムが少ない方法ではあったが，結果があまりよくないのではないかと懐疑的にみる風潮もあった．近年，結果をよくするために様々なスレッドや術式が考案され，また衛生的な工場で生産された専用のナイロン糸，ゴアテックス糸，そして長期的にみた感染等の合併症の問題から生体内で安全に溶解する PDO や PLA などの吸収糸が用いられるようになってき

た[3]．しかしながら，吸収糸のスレッドリフト全体の課題として後戻りという大きな問題がある．当院では形状を工夫して長期間持続効果を望めるPDO素材の糸，Tesslift Soft® と，再生医療にて足場として線維芽細胞等を誘導するために使われている，2年間かけて組織内で安全に溶解するPCL素材の糸，G-コグ® および G-コグドール® とを組み合わせて使用することにより，スレッドリフトの長期的効果を高める工夫をし，患者の評判を得ている．一方で長期的結果について懐疑的な意見も少なくないことは理解できる．

しかし日帰りで施術でき，翌日お化粧をして仕事に復帰できる本術式は，たとえ将来的に後戻りの可能性があるとしても長時間のダウンタイムを要するフェイスリフト手術と比べて外来でもう一度施術を受けやすいという利点があるのは言うま

でもない．また傷跡が残らない，というのもスレッドリフトの最大の利点である．最近，我々は針孔から出来るだけ皮下剝離を行ってからスレッドで引き上げて長期的効果も期待できるという工夫も行い出しているため，次回機会があれば改めて報告したい．

参考文献

1) 白壁征夫ほか：【美容外科・抗加齢医療—基本から最先端まで—】フェイスリフト（上顔面，中顔面，下顔面）．PEPARS. **99**：26-33，2015.
2) 鈴木芳郎，白壁征夫：フェイスリフト手術におけるcable-suture suspension 併用の効果について—"cable-suture technique"はシワ取り手術になりうるか—．日美外報．**26**(4)：203-209，2004.
3) カン・スンフンほか：日本語版 糸リフト・テクニック．JAAS ACADEMY 出版，2019.［in press］

こんな本が欲しかった！

イチからはじめる 美容医療機器の理論と実践

みやた形成外科・皮ふクリニック院長　宮田成章／著

オールカラー　B5判　182頁　定価(本体価格6,000円+税)　2013年7月発行

美容医療機器の基礎理論から治療のコツまで！
美容医療機器を扱う全ての医家必読の1冊です！

●目　次●

I．総　論
1. 違いのわかる美容医療機器の基礎理論
2. 人体における機器の反応を知る
3. 料理をベースに美容医療を考えてみよう
4. 肌状態から考える治療方針・適応決定
5. 各種治療器

II．治　療
1. ほくろに対するレーザー治療の実際
2. メラニン性色素疾患に対する治療
3. しわやたるみの機器治療
4. 毛穴・肌理や肌質に対する治療
5. 痤瘡後瘢痕の機器治療
6. レーザー脱毛
7. 最新の機器に対する取り組み

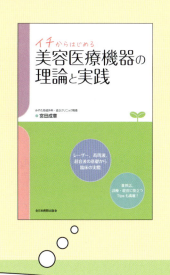

業界話，診療・経営に役立つTipsも満載！

㈱全日本病院出版会

〒113-0033　東京都文京区本郷3-16-4
TEL：03-5689-5989　FAX：03-5689-8030
http://www.zenniti.com

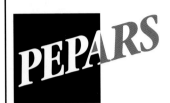

◆特集／スレッドリフト 私はこうしている
Ⅰ. 吸収性材料のスレッド
コグなしスレッドのリフトテクニック

石川　浩一*

Key Words：スレッドリフト(thread lift)，ショッピングスレッド(shopping thread)，コグなし(no-cog)，polydioxanone；PDO，リフトアップ(lift up)

Abstract　たるみ治療は，外科的治療から非侵襲性照射治療まで，様々な手技が開発されてきた．一般的コグ付きスレッドリフトは，切開を伴わない意味では非侵襲性でもあり，リフト効果では外科的要素を合わせもつ手技である．スレッドリフトの中でも，コグなしスレッドは，最も侵襲が少なく，ダウンタイムの短い手技である反面，効果が少なく，エビデンスに乏しい治療と思われてきた．コグなしスレッドには，糸そのものに組織保持力と牽引力はないが，ベクトル方向に皮膚のずれを縫い込むテクニックで組織を牽引し，格子状に刺入するテクニックと吸収糸の組織刺激性によって，皮膚の表面張力を補強することが期待でき，臨床的に十分な効果が見込める手技である．

はじめに

　顔面皮膚の下垂に対するたるみ治療は，外科的フェイスリフト手術，スレッドリフト(糸によるリフト)，レーザーや高周波・HIFU 機器による照射治療，フィラー注入など，侵襲から非侵襲治療まで多岐に亘る．その中で，スレッドリフトは，外科的要素を持ちつつ，切開を伴わない手技で，中間的な施術である．また，スレッドリフトと総称される治療の中にも，糸の素材，長さ，太さ，コグの有無，コグの形状など様々なものがある．コグのない吸収糸のモノフィラメントスレッドは，組織に対し強い牽引力はないものの，皮膚のずれを縫い込むテクニックによるリフト効果，皮膚張力を補強する効果，吸収糸による皮膚刺激効果がある．コグなしスレッドは，スレッドリフトの中でも最も侵襲が少なく，ダウンタイムが短く患者負担が少ない手技として定着してきた．コグ付きスレッドリフトとの組み合わせやフィラーや機器治療(高周波や HIFU など)との併用・組み合わせも容易かつ治療効果を上げる手技である．

スレッドリフトについて

　スレッドリフトという名称は，埋没糸による皮膚の下垂に対するリフトアップ法の総称として使用されている[1)～3)]．

　2002 年 Sulamanidze[4)]らにより報告された APTOS 糸は，ポリプロピレン製の糸に中心部に向かって向かい合う「かえし」(コグ)が付いた形状をしており，このかえしが皮下の線維性組織に引っかかることで，皮膚を保持し，引き締める効果がある[3)]．これがその後のスレッドリフトの世界的流行の始まりとなる．同じ時期に Sasaki GH ら[5)]は，スレッドとゴアテックス・パッチを組み合わせ，malar fat pad を牽引し側頭部に固定するcable-suture 法を報告．また，Woffles T. L. Wu[6)]

---

*Hirokazu ISHIKAWA, 〒104-0061　東京都中央区銀座 5-4-9 ニューギンザ 5 ビル 10F，医療法人社団優成会クロスクリニック銀座，院長

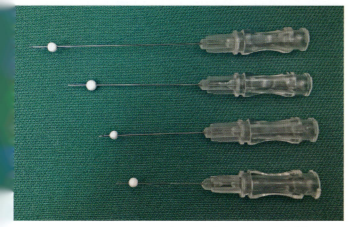

図 1. コグなしスレッド(ショッピングスレッド各種)

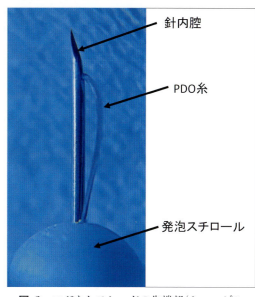

図 2. コグなしスレッドの先端部(ショッピングスレッド)

は,コグ付きポリプロピレン糸を中顔面から側頭部にループ状に牽引・固定する方法を報告した.これらは固定式牽引スレッドリフトの始まりとなる[2].その後も,素材や形状の違う様々な種類の糸が世界中で開発され報告されているが,スレッドリフトの術式としては,固定点のない floating type と固定式牽引タイプの fixation type に分類される.

スレッドリフトには,組織に引っかかり下垂組織を保持する目的で,糸に突起物の加工がなされ,いわゆるコグという「かえし」の部分があり,これらは製品や形状によりコグ,コーン,バーブ,パッチなどと呼ばれる.

糸の全長は 10〜20 cm が多く,ループ型では長いもので 60 cm のものもある.糸の太さは,2-0,3-0 のものが多い[1)~3)6].

コグのないモノフィラメント吸収糸のみを挿入するスレッドリフト[7)8]は,刺入が容易で,ダウンタイムが短く,俗にショッピングスレッドとも呼ばれる(図 1,2).コグなしスレッドは 6-0 程度の細い吸収糸で,下垂組織を保持,牽引する力はなく,2011 年頃,韓国から日本に術式が紹介された当初は,鍼灸治療の置き鍼のつぼ刺激や吸収糸の異物反応による組織刺激が治療効果の機序とされたが[7)9],エビデンスの確立した治療法とは言えなかった.

しかしながら,臨床的には,侵襲が少なく,引き締め・リフトアップ効果,皮膚質の改善があり,一定の患者満足度を得る結果があるため,国内でも治療は継続されてきた.筆者もその 1 人であるが,臨床的な工夫により,コグなし吸収スレッドでも,リフト作用とたるみの予防効果が得られることに気付き,実践してきたので,その手技と工夫について述べる.

牽引力を生むコグなしスレッドの刺入テクニック

スレッドリフトの目的は,糸の組織保持力と牽引力で,加齢により下垂した組織を本来の位置に戻し固定することである.余剰皮膚を切除し,組織を牽引し正しい場所に縫合固定する手術手技とは違い,スレッドリフトでは,余剰皮膚を切除しない範囲で,皮膚の「ずれ」を作り下垂の修正を行う.可動のある下垂組織を保持・牽引し,骨や深部組織に連続性があり可動が少ない部分に固定することでリフト作用が生まれる.コグ付きスレッドにはコグによる組織保持力があり,糸の長軸に牽引力が生じるが,コグなしスレッドの場合は 1 本のスレッドには組織保持力が乏しく牽引力がないため,牽引力を生むための刺入テクニックが必要である.

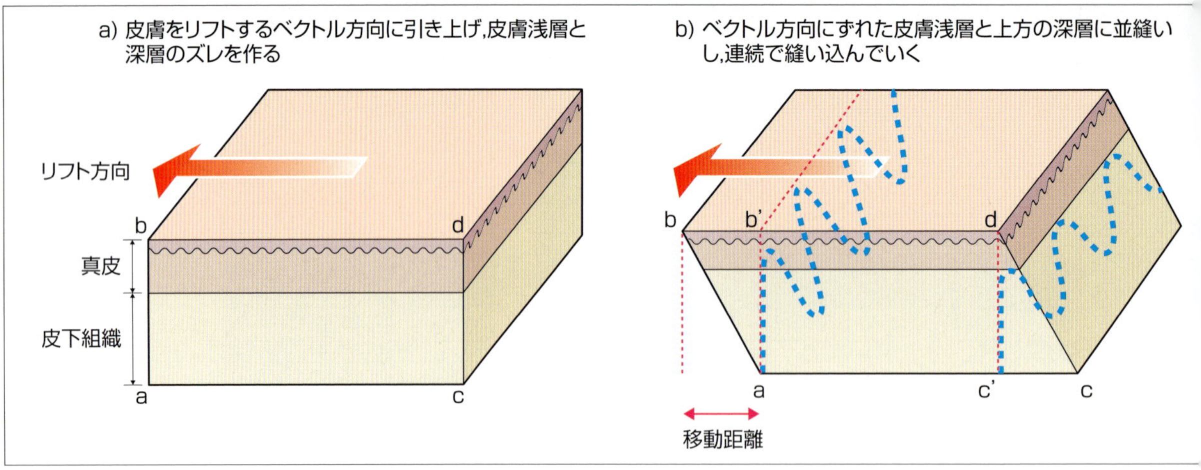

a) 皮膚をリフトするベクトル方向に引き上げ，皮膚浅層と深層のズレを作る

b) ベクトル方向にずれた皮膚浅層と上方の深層に並縫いし，連続で縫い込んでいく

リフト方向

真皮

皮下組織

移動距離

図 3. ベクトル（横滑り並縫い）テクニック

1．ベクトル（横滑り並縫い）テクニック（図 3, 8）

皮膚を引き上げたい方向（ベクトル方向）に徒手で横滑りさせると，皮膚浅層と深層の可動性の違いから，皮下組織で「ずれ」が生じる．その部分にベクトル方向と垂直にコグなしスレッドを並縫いの手技で挿入すると，横滑りした皮膚上層は，ベクトル方向に元の位置より上方の皮膚下層に縫い込まれ固定される（図 3-b）．この手技をベクトル方向に連続して行い固定を強化していくと，皮膚はベクトル方向に横滑りして，牽引力とリフト効果が生まれる．

皮膚に垂直方向の皮下脂肪層の線維組織や retaining ligament は，皮膚が下垂した状態では，下垂方向に斜めに傾いているので，これを元の正しい位置に矯正するようにする．並縫いの上方の頂点は真皮直下，下方の頂点は固定力のある SMAS や皮下深部脂肪層がよい．ただし，真皮に糸がかかり過ぎると，皮膚の陥没や感染の恐れがあるので注意する．深すぎると痛みが強く，内出血のリスクが高まるので注意する．並縫いは，ひと針で，皮下深層と皮下浅層を拾うようにする．

2．格子状面形成テクニック（図 4）

スレッドを刺入した部位は，線状の微細な損傷であり，加えて糸の異物反応で形成される線維組織による引き締め効果が存在する[4)5)]．スレッドを皮下で格子状に組んでいくと，線状の糸が面状の性質を持つようになるため，面としての引き締め効果を期待できる．鉄筋コンクリートの中の鉄筋が，建物に加わる揺れや衝撃を緩和するように，皮膚に刺入されたスレッドと続発する線維性組織により皮膚の強度を増す作用が期待できる．格子状に面を形成することで，皮膚の張力（垂直応力）の強度を増し，皮膚に加わる重力や筋肉の動きによる皮膚の揺れの力を吸収・緩和し，たるみの進行を遅らせる期待が持てる．特に脂肪の重みが加わる malar fat や jowl fat の部位に積極的に行う．

図 5 に示すように，スレッドの周囲には異物反応と線維化が認められ，格子状に線維を作ることで皮膚垂直方向への強度を増すことが示唆される．

3．アンカリングテクニック（図 6）

ベクトル法では，主となるベクトルを斜め外上方にとり，もう一方向のサブベクトルを頭側または斜め内上方にとる．2 方向のベクトルを交差させることで格子形成を行い皮膚固定を強化することになる．

皮膚のずれによるリフティングベクトルは，深部組織と連続性の高い固定点にアンカリングするようデザインする．

上外方のメインベクトルのアンカリングポイントは，下部では耳前部の SMAS，platysma auricular ligament，上部では superficial temporal fascia など顔面外側の支持組織である．

頭側に向けるサブベクトルのアンカリングポイントは，zygomatic ligament，orbital ligament，superficial temporal fascia とする．

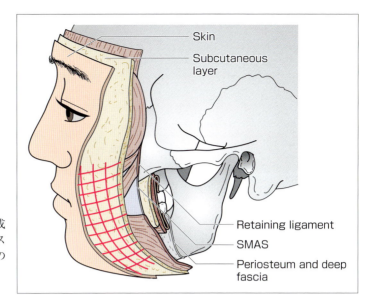

図 4.
格子状面形成テクニック
皮下にスレッドで格子状に面を形成し，面により皮膚張力を補強する．スレッドは鉄筋コンクリートの鉄筋の役割をし，皮膚の構造を強化する．

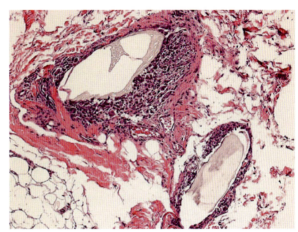

図 5.
スレッド周囲のコラーゲン形成
Fragment of skin removed 3 months after the procedure from the cheek. Foreign body reaction and collagenesis around PDO threads.
H & E×100

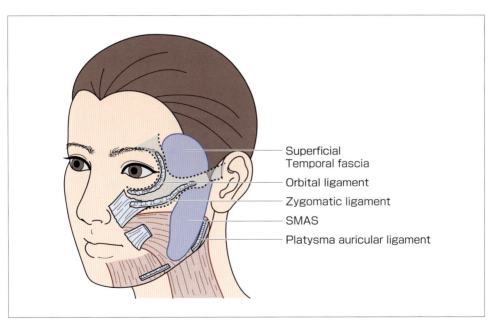

図 6. アンカリングポイント

方　法

1．製　品

コグなしスレッドで使用する糸は，5-0〜7-0程度のモノフィラメント吸収糸(PDO；polydioxanone)で，29〜31 G程度の鋭針に2つ折りで，半分が針の内腔に挿入され，半分が針の外に沿うように発泡スチロールに通され針から浮かないように固定されている．皮膚に刺入すると，発泡スチロールは外れ，針を抜去すると，糸は2つ折りで同一の挿入孔に埋没される(図1，2)．

国内で入手可能な製品は，① ショッピングスレッド Neo™(Dong Bang，韓国)，② リードファインリフト™(Medifirst，韓国)，③ ウルトラVリフト®(HYNDAE Meditec，韓国)などがある．

2．麻　酔

表面麻酔で行う．リドカインクリームまたはエムラクリーム(リドカイン2.5%プロピトカイン2.5%)などを使用する．筆者は自家調製10%リドカインクリームを使用している．麻酔時間はODTで30〜60分でよいが，痛みに敏感な患者は麻酔時間を長めにし，時に局所麻酔，ブロック麻酔を追加する．

3．適応部位

両頬，前額部，アゴ下，頸部，前胸部，腹部などまで適応とされるが，前額部は，組織の可動性が少なく，コグなしスレッドでは治療効果が少ない．その他の部位も積極的適応部位とは言えない．また，下眼瞼および外眼角部は，出血しやすく，そのダウンタイムに比して治療効果が少ない．筆者は効果の得やすい頬を中心に治療を行っている．

4．挿入本数

顔の大きさでの個人差はあるが，1回両頬で100〜120本程度の糸を挿入する．痛みや効果に対する不安がある患者には，まず50本程度でフェイスラインのみを治療することもある．治療効果を得るには本数が多い方がよいが，痛みやダウンタイムを考慮して本数を決める必要がある．

5．刺入と抜針

針の刺入と抜針は，1本ずつ行うこともできるが，先に刺入した針が邪魔にならない範囲で一定数の針を刺入してから，まとめて抜針し，その都度圧迫止血するようにする．抜針直後に圧迫することが術後の内出血と腫れの軽減に重要である．一定部位の刺入・抜針・圧迫止血を繰り返し，終了後アイスパックにて10〜30分冷却を行い，抗生物質入り軟膏を塗布する．

治療手順

治療がスムーズに行くようにエリアを4つに分割して施術を行う(図7)．

1．エリア①

エリア①の耳前・下顎部は，皮膚深層にはアンカーとなるSMASが存在し，皮膚の牽引の起点となるのでしっかり並縫いする．並縫いの底部はSMASにかかることが牽引力を生むコツになる．ただし，深くなりすぎると痛みが強くなるので注意する．皮膚可動のある深さであれば耳下腺を損傷する恐れは少ない．エリア①は，エリア②の基部となる部位であり，フェイスラインに平行のメインベクトルは，エリア①と②を連続させる．次に頭側のリフティングベクトルはzygomatic ligament付近に連続させアンカリングさせるようにする．交差ベクトルで格子状に縫い込み，固定を強固にする(図9)．

2．エリア②

エリア②の口角部・頬下部は，皮膚は可動性に富み，下垂した脂肪層(malar fat pad, jowl fat compartment)が，鼻唇溝とマリオネットラインを形成していく．この部位の確実なリフトアップは容易ではなく，横滑り並縫い法をエリア①に連続させることで，出来る限りの効果を期待する．格子テクニックを密にし，皮膚張力を補助することで脂肪層のさらなる下垂を予防するようにする(図10)．

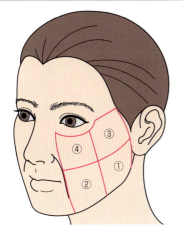 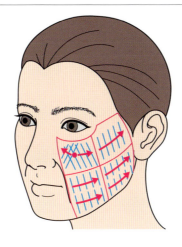 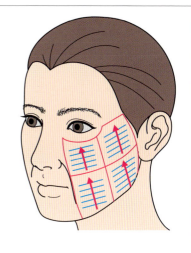

a) 治療エリア
　①耳前部・下顎部フェイスライン (SMAS)
　②口角部・頬下部 (jowl fat compartment)
　③頬骨外側部 (zygomatic ligament)
　④頬部・中顔面 (malar fat pad)
　(　) 内はエリアのポイントとなる深部組織

b) メインリフティングベクトル
　エリア①②はフェイスラインに平行に外上方
　エリア③は側頭部に向ける
　エリア④は瞳孔中心線外側で外上方，
　　内側は内上方，内眼角に向ける

c) サブリフティングベクトル
　すべてのエリアで頭側
　またはメインベクトルに垂直
　にする

図7．コグなしスレッド．4つの分割エリアと2つのリフティングベクトル

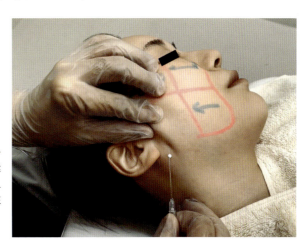

図 8.
ベクトル（横滑り並縫い）テクニック
スレッド刺入のコツ
ベクトル方向に皮膚を引き上げながら，並縫いするが，垂直方向にも皮膚を少し摘まむと並縫い刺入しやすい．下層はSMASに縫い込む．上層は真皮直下で，真皮には糸をかけないよう注意する．

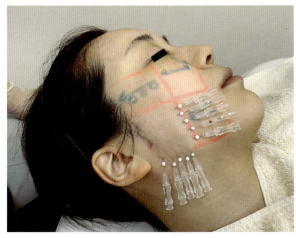

図 9．エリア①耳前部フェイスラインの刺入（エリア①に刺入したところ）
フェイスラインに外上方のベクトルと頭側向きのベクトルを組み合わせる．やや深めで下方はSMASを縫い込む．

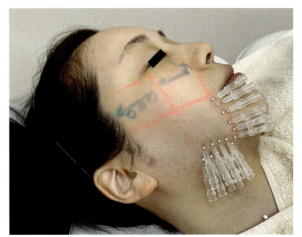

図 10．口角部フェイスラインの刺入（エリア②に刺入したところ）
①に連続してフェイスラインに沿ったベクトルで引き上げを多めに刺入する．格子状の刺入で皮膚刺激を強める．顔面動静脈に留意し内出血を避ける．

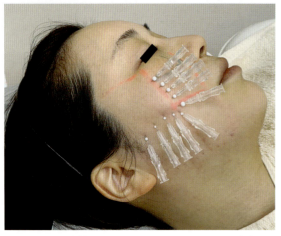

図 11. 頬骨外側と zygomatic ligament の固定（エリア③に刺入したところ）
Zygomatic ligament の部分は頬骨の近く深めに刺入する．

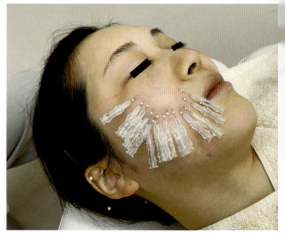

図 12. 中顔面と malar fat pad の挙上（エリア④に刺入したところ）
瞳孔中心線外側は外上方のベクトル，内側は内上方のベクトル．頭側ベクトルを眼窩縁にアンカリングさせるように malar fat pad を挙上させる．終了時，頬中央が盛り上がるようにするのがコツ．

3．エリア③

エリア③の頬骨外側部は，皮膚の可動が少ない部位であるが，たるみが進行していると zygomatic ligament そのものが斜めに下垂しており，zygomatic ligament の下垂の修正を行うよう外上方のリフティングベクトルに横滑りリフトを行う．この際の針の刺入は zygomatic ligament を意識して頬骨の骨膜近くを針が通るようにする．頭側ベクトルの横滑りリフトは側頭部に連続させるよう進める（図 11）．

4．エリア④

エリア④の頬部・中顔面は，malar fat pad（compartment）の下垂に対するリフトを行う．瞳孔中心線より内側は内眼角の方向に，外側はエリア③に連続するよう斜め上方ベクトルに横滑りさせる．内側は下眼窩動脈の損傷の恐れがあるので浅めに，外側は orbital ligament に固定するよう深めに刺入する．頭側ベクトルは malar fat pad を頭側に持ち上げるように挿入する．これにより malar fat pad 部位の格子形成が強化される．下眼瞼縁に近づくと内出血のリスクが高くなるので注意する．スレッド本数に制限がなければ格子形成を強固にする．出血，腫脹が多い場所なので長めに圧迫止血する．刺入痛が強い部位でもある（図 12）．

皮膚のリバイタライジング効果

吸収糸を用いたスレッドリフト，Happy Lift[TM 9] は，APTOS の素材をポリプロピレンから PLL（ポリ乳酸）と PCL（ポリカプロラクトン）に置き換えたものであり，吸収糸にはリバイタライジング効果があると報告されている[5)9)]．吸収糸の異物反応は，清水ら[7]によると，コグなしスレッドの PDO 周囲に，異物反応としてリンパ球，組織球，好酸球の集簇がみられ，周囲の線維化が認められたが，真皮全体に弾性線維の増加を認めていない．しかしながら，コグなしスレッドでは，糸の本数を増やすことができるので，皮膚の全体的なリバイタライジングも期待できる．実際，モノフィラメントスレッドの患者満足で美肌効果が認められることが多い（図 13）．

合併症とその対策

発赤・腫脹，内出血が必発であるが，軽微な症状のことが多く，直後からお化粧もできる．内出血が少なければ，発赤・腫脹も速やかに改善し，

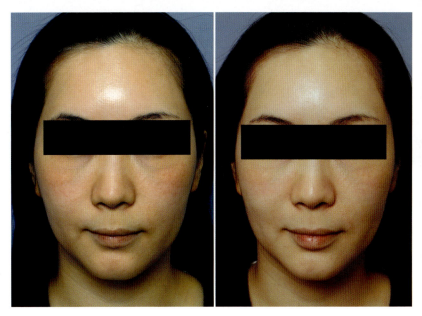

図 13.
症例 1：33 歳，女性．コグなしスレッド 100 本
　a：治療前．正面
　b：2 週間後．正面
短期経過であるが，頬の挙上がみられ，皮膚質感の改善もあり，患者満足度が高い．

ダウンタイムは 1～3 日と短い点が本法の最大の利点である．内出血は抜針直後の圧迫止血をしっかり行うことでかなり予防できる．刺入時に針内腔に血液の逆流がみられた部分や直後に腫脹が強い部分は，圧迫止血を長めにして術後冷却をする．特に出血しやすい眼瞼周囲と鼻唇溝，口角付近に注意が必要である．

その他重篤な合併症はないが，術後疼痛の遷延，糸の露出，刺入口の感染，皮膚の陥凹，線状瘢痕などが起こることがある．

糸の露出は，ほとんどが治療中に発見でき即座に抜去する．稀に，術後数日後に糸の露出がある場合も抜去するだけで問題はない．極めて稀に糸刺入口に感染が起こり，陥凹瘢痕を残すことがある．糸の挿入が浅すぎ，表皮直下や真皮浅層にかかると糸の形が皮膚に残り，切り傷のような線状瘢痕となるので注意する．同様に並縫い時の表面側が真皮にかかり過ぎると皮膚陥没が起きるので注意する．針は一度刺入すると，向きや角度を変えるのは難しいので，むしろ抜針して刺し直す方がよい．

コグなしスレッドリフトの適応

患者選択は重要である．年齢は 30 歳代から 50 歳代で，比較的たるみが軽度な症例がよい適応となる．皮膚に柔軟性があり，徒手による皮膚の可動性があることが望ましい．皮下脂肪が豊富で皮膚が厚すぎるとリフト効果が出にくい．皮膚が薄すぎても針の刺入がしにくい．高齢者では効果が少なく，皮下出血量が多いことがあるので注意する．

コグなしスレッドのリフト効果は限定的であり，術前に効果の限界について十分なインフォームドコンセントを行う必要がある．患者の期待度が大きすぎないことが重要である．より強いリフト効果を希望する患者には，コグありのスレッドとの併用を提案する．

コグ付きスレッドとの使い分けと併用療法

強いリフト効果を望む患者には，牽引力の強いスレッドが適応となる．コグ付きスレッドリフトでも，fixation type が floating type よりも牽引力は強いが，fixation type では，固定のために少なからず切開を必要とすることや，術後の引き攣れや疼痛など副作用，コグなしスレッドと併用する際，低侵襲でダウンタイムの少ないコグなしスレッド最大の利点を生かせなくなる．

Floating type のコグ付きスレッドリフトは，fixation type より牽引力は劣るものの，固定点を持たず糸の中心部に向かい合うコグが皮下の線維

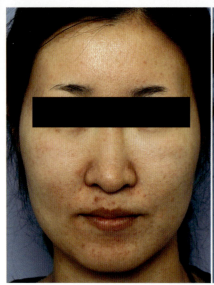
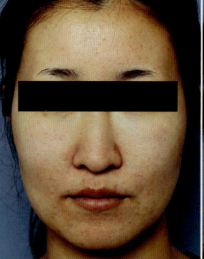
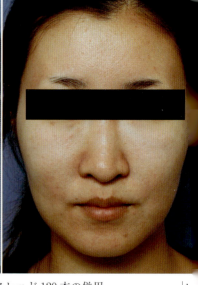

図 14. 症例 2：32 歳．女性．サーマクール FLX とコグなしスレッド 120 本の併用
a：サーマクール FLX 照射前．正面
b：サーマクール FLX 照射 1 か月後．コグなしスレッド治療前．サーマクールの効果で頬の引き締まりがみられる．
c：サーマクール FLX 6 か月後，コグなしスレッド 5 か月後，正面．フェイスラインがさらにシャープになり，頬全体が引き締まり，効果の持続をみる．サーマクールとスレッドの相乗効果がみられる．

組織を把持することで，適度な牽引力とリフト効果が得られる．コグなしスレッドに比べ牽引力が強いので，牽引力が必要な部位にコグ付きスレッドを刺入し，コグ付きスレッドの牽引方向を補助するようにコグなしスレッドを併用すると良好な結果が得られる．筆者は好んでこの混合治療を行っている．

コグなしスレッドと RF，HIFU との併用

非侵襲性たるみ治療には，RF（高周波）や HIFU（高密度焦点式超音波）などの熱作用による皮膚の収縮，真皮コラーゲンのリモデリング効果を期待する方法がある[11]．RF・HIFU での皮膚の熱収縮とコグなしスレッドでの糸の物理的皮膚のズレとリフティング作用は，原理・機序が違うが皮膚の引き締め，リフト効果において相乗効果がある．また，熱損傷による真皮のリモデリングとスレッドの異物反応によるコラーゲン再構築作用も真皮コラーゲン増加作用において相乗効果があると考えられる．両者は併用が容易であり，反復することもできるため，相互に補完し長期にアンチエイジング効果が期待できる（図 14，症例 2）．

まとめ

コグなしスレッドは，糸 1 本には組織の保持力，牽引力に乏しいが，リフトさせる方向の皮膚のずれを，ずれの生じた皮膚浅層と深層を上下に蛇行する並縫いを連続させて縫い込み固定し，リフトアップ効果を生じさせることができる．PDO 吸収糸は 6〜8 か月程度で吸収されるが，異物反応による刺激で皮膚を活性化し，格子状に刺入することで，面形成された線維性組織で皮膚の張力を補助し，たるみの進行を遅らせることが期待できる．

参考文献

1) 征矢野進一：スレッドリフト（吸収糸）の治療経験．日美外報．30(2)：82-86，2008．
2) 鈴木芳郎：【ここが知りたい！顔面の Rejuvenation—患者さんからの希望を中心に—】スレッドリフトの適応・限界・スレッドの選択・合併症回避のコツ．PEPARS．75：81-88，2013．

3) 杉野宏子ほか：特殊埋没糸（APTOS 糸）による顔面しわ・たるみ治療. 日美外報. **26**：210-221, 2004.

4) Sulamanidze, M. A., et al.：Removal of facial soft tissue ptosis with special threads. Dermatol Surg. **28**：367-371, 2002.

5) Sasaki, G. H., Cohen, A. T.：Meloplication of the malar fat pads by percutaneous cable-suture technique for midface rejuvenation：outcome study（392 cases, 6 years' experience）. Plast Reconstr Surg. **110**(2)：635-654, 2002.

6) Wu, W. T.：Barbed sutures in facial rejuvenation. Aesthet Surg J. **24**(6)：582-587, 2004.

7) 清水祐紀ほか　モノフィラメント吸収糸を用いたスレッドリフト法について. 日美外報. **35**(2)：65-73, 2013.

8) Yun, Y., Choi, I.：Effect of thread embedding acupuncture for facial wrinkles and laxity：a single-arm, prospective, open-label study. Integr Med Res. **6**(4)：418-426, 2017.

9) Savoia, A., et al.：Outcomes in thread lift for facial rejuvenation：a study performed with Happy Lift™ revitalizing. Dermatol Ther（Heidelb）. **4**：103-114, 2014.

10) Karimi, K., Reivitis, A.：Lifting the lower face with an absorbable polydioxanone（PDO）thread. J Drugs Dermatol. **16**(9)：932-934, 2017.

11) 石川浩一：【形成外科領域におけるレーザー・光・高周波治療】ウルセラ（HIFU）によるたるみ治療. PEPARS. **111**：81-91, 2016.

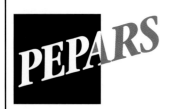

◆特集／スレッドリフト 私はこうしている
Ⅱ．非吸収性材料のスレッド
コグ付き非吸収性材料のスレッド単品の製品
―アプトス―

深谷　元継*

Key Words：アプトス（Aptos），非吸収糸（non-absorbable thread），溶けない糸（insoluble thread），アプトススプリング（AptosSpring），エックストーシス（Xtosis）

Abstract　コグ（Cog）付き糸によるスレッドリフトの源流は言うまでもなくアプトスである．雑多な商業ベースの情報に惑わされないためにも，基本を押さえておく必要がある．
　糸による効果には2つある．1つは純粋に力学的な引き上げ効果であり，もう1つは異物である糸周辺に線維化が生じることによるいわば肌質の微細な変化である．前者を長期的に持続させるためには，溶けない糸によって施術しなければならない．
　溶ける糸は，溶けない糸よりも感染などが生じた際の対処に難渋し，アレルギー反応のリスクもある．
　モールドタイプの安価な成型糸は，コグの引っ掛かりが弱い．

製品の説明

　原型はGeorgiaのSulamanidzeが制作し，現在も彼と彼の息子たちにより世界的に販売されている（https://aptos.ru/）．筆者はEthiconのProleneの#0を原糸として，日本国内で加工した糸を使用している．なぜ糸の自作に至ったかというと，約15年前，コグ付きの糸の施術が広まり始めた当時，Sulamanidzeの製品も，そのコピー品も，コグの刻みの精度が悪かったからである（図1）．

適用

　たるみの引き上げを希望する者であれば誰でも．特に不適応はない．

手技

　20Gのスパイナル針またはこれに準じる針を皮下に挿入し，次いで糸を通した後，針を抜く．単純な操作ではあるが，「なぜ糸で組織が持ち上がるのか？」という原理を理解していないと，単に糸を挿入したというだけの結果となり，引き上げ効果は得られない．
　理解のために鶏皮と胸肉を用いた実験を行った（図2）．1点に集中している重力負荷が糸によって周辺に分散される理屈をご理解いただけるだろうか？
　図2のイメージを理解したうえで，実際に口横のバッカルファット付近のたるみの引き上げを解説した図3をご覧いただきたい．最初下顎あたりから皮下を通して針を入れるが，この時の進行方向は，持ち上げたいターゲットである口横あたりに向けてである．針の先端がターゲットに届いたら，これを拾って，次いで針の進行方向を上方へと変える．この操作がキモであり，針の方向をまったく変えずに，ただ糸をやみくもに皮下に通すだけでは，図2のような効果は得られない[1]．

---

* Mototsugu FUKAYA, 〒460-0012　名古屋市中区千代田5丁目20-6　鶴舞公園クリニック，院長

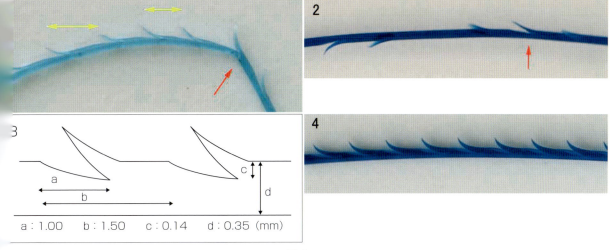

図 1.
①：Sulamanidze が初期に販売していた糸．赤矢印のように折れのあるものがあった．
②：韓国製の初期のコピー品．赤矢印のように刻みが深く断裂しやすい箇所があった．
③④：筆者が自作している糸．刻みの深さや間隔に細心の注意を払っている．

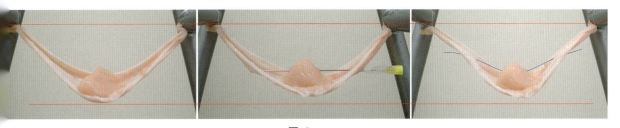

図 2.
左）施術前のたるんだ頬のイメージ，中）針を刺したところ，右）糸が通った施術後
赤線は引き上がり具合をわかりやすくするための補助線

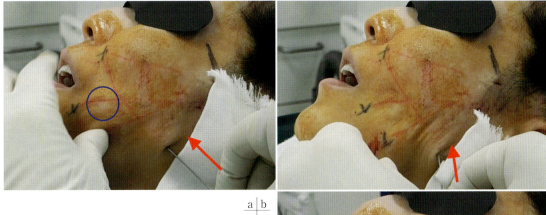

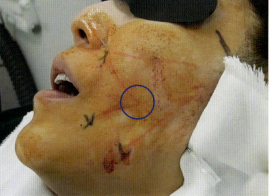

図 3.
a：針は最初ターゲットである口横のたるみ（青丸）付近へ向けて刺入する（赤矢印）．
b：ターゲットである口横のバッカルファット付近をとらえたら，これを pick up して，針の進行方向を上方へと持ち上げる（赤矢印）．
c：ターゲット（青丸）は上方に持ち上げられた．

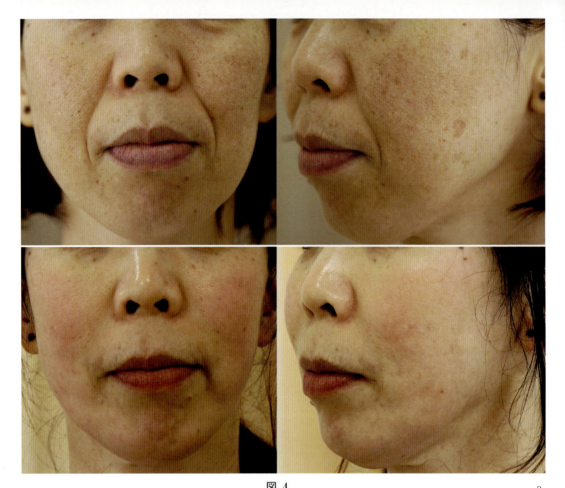

図 4.
a：糸の施術前で実年齢 48 歳，見た目年齢 55 歳
b：糸の施術から 5 年経過した写真で，実年齢 53 歳，見た目年齢 44 歳である（若返り効果は(53－44)－(48－55)＝16 歳）．法令線へのヒアルロン酸や口まわりへのリポレーザーなどの施術は行っていない．

症例結果

当院では糸によるたるみ引き上げは，アプトスのほかにエックストーシス，アプトススプリング（コイル状の糸）との組み合わせで行うことがほとんどなので，純粋にアプトスだけの結果を集計してはいないが，アプトスを含めた上記 3 法の長期的効果については，昨年和文および英文誌に報告したのでご参照願いたい[2)3)]．結論をかいつまんで記すと，溶けない糸を入れておくことで，患者の見た目は 5 年後には実年齢よりも平均して 5 歳若返っていた．より厳密な表現で記すと，「調査した 100 人の患者の実年齢平均は，初診時 44.7±9.8 歳で，糸施術後の再診時は 49.6±10.8 歳であった．見た目年齢はそれぞれ 45.0±10.9 歳と 44.4±11.3 歳であった」ということである．

図 4 にこの調査の際の 100 人中，最も若返り効果の高かった症例の写真を供覧する．調査 100 人の中のベストなので，すべてがこのような結果になるわけではないが，この患者だけが非常に特殊というわけでもない．

注意点

繰り返しになるが，糸というのは，やみくもに入れればよいというものではない．単純な施術であるが故に奥は深い．

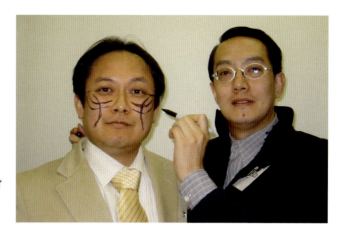

図 5.
筆者(左)にアプトス糸のデザインをする Dr. Woffles Wu(右)

合併症とその対策

上記の 100 例の調査においては,大きな内出血は 7 件であった.100 人の手術の総数は 289 回,糸の総数は 1,689 本であったので,手術 1 件あたりのリスクは 2.4%,糸 1 本あたりのリスクは 0.41% である.内出血は治療を要さず 3 週間ほどで消える.糸端や交差部での感染症は 3 件で,全例糸の抜去にて治癒した.糸端の触知の訴えに対しては,直径 1~2 mm の穴を開けて,糸端を見つけて少し切り取ることで対応する.

珍しい合併症として,アプトスの糸が耳下腺管を圧迫して唾液の流出を妨げることがある[4].このような場合には糸端を見つけて引き抜くことはかえって耳下腺管の損傷のリスクがあるので抜かない方がよいようである.糸を抜かずに保存的な治療による改善を待つ.糸の合併症というのは,感染症や糸端の触知など,抜去あるいは切り取りが必須なことが多いが,抜かずに経過観察した方が適切な場合もあるということである.

考 察

本稿は依頼原稿であるので,以下は特集テーマである「スレッドリフト 私はこうしている」を念頭に置きながら,日ごろ考えているところを率直に記してみたい.私は元々皮膚科医であり,2000 年ころに縁あってロシアで美容外科の修行をした.Sulamanidze が Aptos を考案して広まり始めた時期であり,日本では高須克弥先生が JSAS の学会で世界の変わった施術を紹介する中で Aptos を「Low risk middle return の面白い手技です」と評していた.

私自身は,皮膚科から美容医療に転向すべく自分の立ち位置を模索していた時期で,Aptos はちょうど手頃であった.ロシア語の文献を入手して辞書片手に苦心した.初期の文献はロシア語雑誌にしか掲載されていなかったからである.

2003 年に開業し,ロシアの友人を介して直接糸を購入して施術を始めた.したがってキャリアとしては 15 年になる.2004 年にはシンガポールの Woffles Wu が来日し,京都でライブサージェリーを行った.私は糸の効果をすでによく知っていたので,モニターを希望して彼に Aptos を入れてもらった(図 5).おそらく私は溶けない糸によるスレッドリフト(アプトス)の施術を受けた最初の日本人医師である.

以来,糸の施術は当院の主要メニューであり,1 日平均 1 件として,延べ 365×15=5,475 人に施術した計算になる.1 回の施術で 6~8 本の糸を入れるので,本数としては 3 万本以上になる.皮膚科出身であり「切るリフト」に手を出すことを自重してきたことと,たまたまロシアで美容医療の修行を始めたという経緯から,糸リフトの経験値は非常に上がった.現時点でおそらく日本で 1 番本数多く糸を入れてきた医師であろうと自負している.

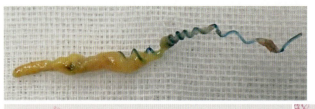
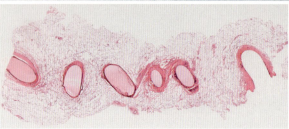
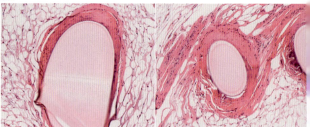

図 6.
a：抜去した糸（アプトススプリング）
b：HE 染色弱拡大
c：同強拡大

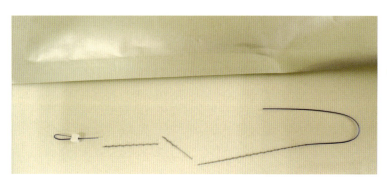

図 7.
アルミの防湿袋から出して放置後，加水分解してもろくなった「溶ける糸」．軽く触っただけでぼろぼろと断裂する．糸が 1 か所でも断裂すれば，図 2 の実験で示したような力学的な引き上げ効果は消失する．

　さて，糸の効果については，2 つのことを考えなければならない．それは，①図 2 の鶏肉の実験で示したような純粋に力学的な引き上げ効果と，②糸という異物を入れることによる周辺の線維化という効果である．

　②について，当院で挿入したコイル状の糸を約 1 年後に先端が触知するため一部抜去した際に，糸とともに周辺の脂肪組織が付着してきたものを，病理に出した結果を供覧しよう（図 6）．

　ピンク色の均質な丸が糸の断面で，これを取り巻いて周辺に線維化が生じていることがわかる．糸の素材はナイロンであるが，異物反応というのは，素材にかかわらず PDO などの溶ける糸でも 1 年程度残存するものであれば生じるであろうから，その意味では溶ける糸にも何らかの長期効果はある．しかしそれは皮下の微小な線維組織を増やすことによって「張りを出す」といったものであ

り，図 2 の鶏肉の実験で例示したような純粋に力学的な引き上げ効果ではない．ここは肝に銘じる必要がある．溶ける糸の素材というのは，空気に触れるだけでも水分を吸収して加水分解が始まる（だからアルミ製の防湿袋に入っている）．加水分解後は糸は非常にもろくなり，全体の吸収を待たずに断裂して引き上げ効果を失う（図 7）．

　溶ける糸のデメリットは長期効果が期待できないことのみではない．図 7 のように，完全溶解する以前に断裂しやすくなるので，感染症などのトラブルが生じて抜く必要が生じた際に引き抜くことが出来ない．折れのないしっかりした溶けない糸であれば，断端を見つければ注意深く全体を引き抜くことができるが，溶ける糸は途中で千切れてしまうので深部の糸が完全に吸収されるまで残存することとなり，感染症は遷延する．異物挿入という点で同じであるから，溶ける糸，溶けない

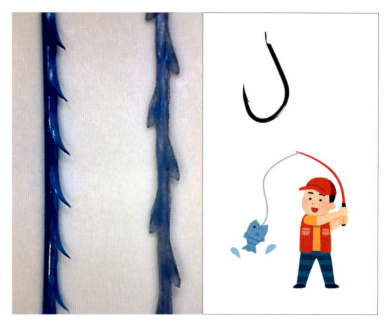

図 8.
左は単糸に切り込みを入れて作成した糸，右は型枠に流して成型したモールドタイプ

糸で感染症の起こりやすさに差はないと考えられる．したがって溶ける糸の方が溶けない糸よりも感染症に関してのリスクが高い．また，分解する高分子というのは，時に生体内でアレルギーを引き起こす[5)6)].

以上が筆者が溶けない糸による施術にこだわり続ける理由である．溶ける糸は溶けない糸よりも効果が薄く，合併症が生じた際の対処に難渋する．単にイメージだけで「なんとなく」溶ける糸の方が安全性が高いと思い込んでいる方が多いと思うが，一度よく考えていただきたい．

次にコグ（返し）の性状について私見を述べたい．糸リフトは，糸と組織との固着によって重力の負担を分散させる手技である．図 8 の左側は，単糸に手間をかけて刻みを入れた古典的な糸であり，右側は最近出回っている型枠を作って樹脂を流し込んで成型した安価大量生産物である（モールドタイプと呼ばれる）．あなたはどちらの「返し」で魚を釣るだろうか？

スレッドリフト用の糸というのは，様々な製品が次から次へと現れる．しかし新製品＝改良品というわけではない．糸リフトの原理や仕組みを大して理解もしていない製造者が，コストだけを考えて改悪品を世に出してきているとしか思えない

のが近年の現状である．現場で施術している医師側の問題も大きい．皮膚科出身である筆者は，解剖を熟知した形成外科医に対する敬意は決して忘れないが，この問題に関してはあえて苦言を述べさせていただきたい．多くの形成外科医が，切って縫い付ける手術ばかりに関心を寄せ，糸リフトについて真剣に考えようとしてこなかったのではないか？　せめて本誌を手に取って真面目に糸リフトに取り組もうと志している方だけにでも，筆者の思いと経験知が伝わればと願う．

そもそも SMAS の切除縫縮というのは支持組織を強化する作業では決してない．切除した皮膚が伸びるように SMAS もまた再びたるむ．むしろ手術の結果，損傷を受けた SMAS は長期的には伸びて菲薄化するだろう．そこで脂肪吸引やら，時には顎下腺まで切除するというような「ボリュームを減らす」という戦法をフェイスリフトに併用する医師も現れる．溶けない糸によるたるみ引き上げというのは，外部から支持組織を加えるというプラスの作業であり，例えて言うならば大腿筋膜を SMAS 部分に移植して補強するようなことである．決して切るフェイスリフト手術と対立するものではなく，むしろこれを補強する手技と認識すべきと考える．

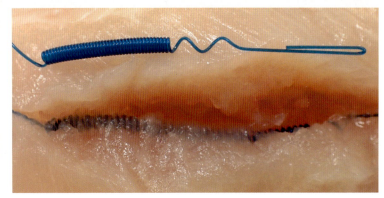

図 9.
コイル状の糸(上)と，これを鶏のささ身に挿入したところ(下)．コイル状の糸を引き延ばした状態で挿入すると，リングとリングの間で肉が挟まれて組織と固着する．コイルは縮んで戻ろうとするので，その性質を利用してたるみの引き上げに利用する．糸全体に伸縮性があるので口横や首などの可動部位に向いている．

　何となく溶ける糸の方が安全なような気がするからという理由で患者に溶ける糸を勧めて，効果がなかったと訴える患者に「やはり糸では駄目ですね．費用は高くなりますが切るリフト手術をしましょう」と誘導するためのツールに，糸リフトの施術を貶めて欲しくない．15 年間，糸リフトの施術をメインメニューとして施術を続けている者の心からの願いである．

　最後に図 6 で記した「コイル状の糸」について，本特集では触れられていないし，あまり知られていないと思うので補足したい．原型はこれまた Sulamanidze が考案したもので，成型された市販品もあるが，単糸とオートクレーブがあれば簡単に自作できる．コイルを伸ばした状態で挿入すると，リングとリングの間で組織を挟み込んで固着する(図 9)．すなわちコイル構造そのものがコグと同じ組織への引っ掛かりの働きをする．そして伸びたコイルが元に戻ろうとする力を利用してたるみに抗わせることができる．

　アプトスにしろコイル状の糸にしろ，筆者は糸を自作あるいは外部に加工を委託しているが，決して費用が高くなるものではない．元々皮膚科医でありアレルギー患者の診療に携わることが多かった筆者の体内に挿入する素材に対するこだわりは，ちょうど形成外科医がメスの刃の切れ味にこだわるのと同じである．外部秘というわけでもないので，ご希望の方には自作方法や外注先を喜んで情報提供しますのでお問い合わせください．

参考文献

1) Fukaya, M.：Two mechanisms of rejuvenation using thread lifting. Plast Reconstr Surg Global Open. **6**(12)：e2068, 2018.
2) Fukaya, M.：Long-term effect of the insoluble thread-lifting technique. Clin Cosmet Investig Dermatol. **10**：483-491, 2017.
3) 深谷元継：エックストーシス・アプトス・アプトススプリング．日美外会誌．**53**：13-16, 2017.
4) Winkler, E., et al.：Stensen duct rupture(sialocele)and other complications of the Aptos thread technique. Plast Reconstr Surg. **118**：1468-1471, 2006.
5) Della Torre, F., et al.：Side effects from polydioxanone. Eur Ann Allergy Clin Immunol. **37**：47-48, 2005.
6) Guardiani, E., et al.：Angioedema after treatment with injectable poly-L-lactic acid(sculptra). Plast Reconstr Surg. **129**：187-189, 2012.

Monthly Book

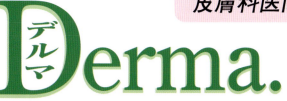

No. 262

再考！美容皮膚診療
―自然な若返りを望む患者への治療のコツ―

2017年10月増大号

編集企画：**森脇 真一**（大阪医科大学教授）
定価（本体価格 4,800円＋税）　B5判　142ページ

患者さんの心を掴む美容皮膚診療のコツを豊富な症例写真で詳説！！

種々の美容皮膚科診療を行うにあたってのプランの立て方、ハイドロキノンやトレチノイン、ドクターズコスメの使い方と指導法や、各種治療機器の理論とその使い方まで、各分野のエキスパートが症例写真をふんだんに用いて解説。患者さんから浴びせられるさまざまな要望に応え、よりよい診療を行うためのエッセンスが凝縮された一書です。

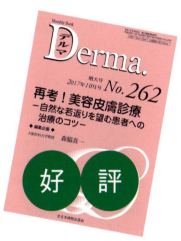

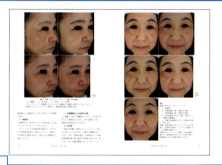

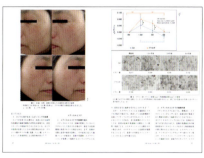

目次

- 自己多血小板血漿（PRP）による皮膚再生…楠本　健司
- 再考！トレチノインとハイドロキノンによるリジュビネーション……………………吉村浩太郎
- 新しい導入治療—エレクトロポレーションの美容皮膚科への応用………………坪内利江子
- アンチエイジングのための光治療………藤本　幸弘ほか
- ラジオ波（高周波）、超音波治療器………河野　太郎ほか
- 赤外線は皮膚老化を軽減する？加速する？
　………………………………………船坂　陽子
- 再考！肝斑に対するレーザートーニング…山下　理絵ほか
- 老人性色素斑、顔面に生じる小色素斑のレーザー治療……………………………秋田　浩孝
- リジュビネーションを目的としたレーザー治療前後のスキンケア指導………根岸　圭
- 皮膚幹細胞の活性化によるアンチエイジングの新展開……………長谷川靖司ほか
- 美容皮膚科医に必要なZOスキンケアプログラムについての知識
　………………………………………太田　正佳ほか
- アロマセラピーと皮膚………………金田　一真ほか
- ホームピーリングとメディカルエステ……上中智香子

（株）全日本病院出版会　http://www.zenniti.com

〒113-0033　東京都文京区本郷3-16-4　　電話(03)5689-5989　　FAX(03)5689-8030

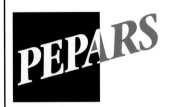

◆特集／スレッドリフト 私はこうしている

Ⅱ．非吸収性材料のスレッド
コーンが引っかかるタイプの非吸収性素材のスレッド
―Silhouette Lift®―

鈴木　芳郎*

Key Words：シルエットリフト®(Silhouette Lift®)，フェイスリフト(face lift)，スレッドリフト(thread lift)，コーンタイプ糸(cone type thread)，併用(combination)，ハイブリッドフェイスリフト(hybrid face lift)

Abstract　顔の若返り治療において，フェイスリフト手術はたるんで下がってきた組織を引き上げる手段として最も有効な方法である．そのフェイスリフトにおいてスレッドリフトの果たす役割は徐々に重要視されてきている．これはなるべく侵襲を少なくして，社会復帰を早めたいという患者サイドの要求からもたらされたものだが，その効果についてはどうしても従来のフェイスリフトに劣ることは否めない．そのため，この糸を単独で用いるフェイスリフトについては患者満足度が十分とは言えないが，これを従来の切るフェイスリフトの中で，部分的に使用する場合には，非常に有効性を発揮する．すなわち，従来のフェイスリフトでは引き上げにくいとされている中顔面，特に頰前面の引き上げにSilhouette Lift®は非常に有効で，これによって全体にバランスの取れた引き上げができると考え，ハイブリッドフェイスリフトと命名して行っている．その方法の詳細について記述する．

はじめに

スレッドリフトの引っ掛かりはAPTOS[1]に代表されるコグ形式のものが最初に開発されたが，挿入後にその棘の基部が裂けてくるという欠点が徐々に浮き彫りになってきて，その後はこの点を改善するための様々な試みが行われた．コグの切り込み方の改良もその1つであるが，2000年前後に，新たな発想として，コーンによる引っ掛かりを利用したいわゆるコーンタイプのスレッドがアメリカで開発された．商品名はSilhouette Lift®(Sinclair Pharmaceuticals Ltd. USA)[2]で，糸の部分が非吸収のポリプロピレン製で，コーンの部分だけが吸収性のポリカプロラクトンでできている．筆者らも，当時，このスレッドを使用して引き上げ手術を多数行っていたが，現在はその後に出た多種の糸の使用頻度が増加し，Silhouette Lift® 単独での使用は少なくなっている．ただし，フェイスリフト手術の中における中顔面の引き上げの補助としてはいまだ多く使用しており，その有効性を認めているので，それぞれの方法の詳細を提示する．

糸の構造について

Silhouette Lift®の構造はポリプロピレン製の糸に円錐形のコーンを通したスレッド，およびその先端部分の直針，その後端部分の曲針から構成されている(図1-a)．円錐形のコーンは「生分解性バイオコーン」と呼ばれ，生体内で吸収される生分解性ポリマーであるポリカプロラクトンでできており，半年から1年程度で溶けて吸収される(図1-b)．このコーン部分が皮下組織に引っ掛かることで，組織を把持する仕組みになっている．コ

---

* Yoshiro SUZUKI, 〒150-0021　東京都渋谷区恵比寿西2-21-4 代官山Parks 2F　ドクタースパ・クリニック，院長

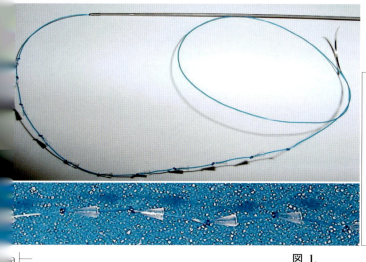

図 1.
a：Silhouette Lift® の構造　　b：糸部分の拡大　　c：コーン部分のテクノロジー

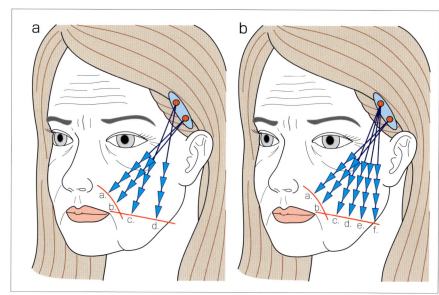

図 2.
Silhouette Lift® 単独使用
の場合のデザイン
　a：4 本の場合
　b：6 本の場合

グタイプのスレッドの引っ掛かりに比べ，全周性に引っかかるという利点をもつ．コーン部分の引っ掛かりのメカニズムは，直針方向に糸を進める際にはコーンが結節部を覆ってほとんど抵抗なく糸全体が進み，曲針方向に糸を引っ張ると結節部がコーンの口に引っ掛かり組織を十分な力で把持することになる(図1-c)．

実際の使用方法

使用方法としては，Silhouette Lift® のみの単独使用による中顔面の引き上げ術，および通常のフェイスリフトの途中で頬部の引き上げを強化するための Silhouette Lift® の使用がある．

1．単独使用の場合

単独使用の際は，一般的には側頭部に小切開を行い，そこから頬部皮下にコーン部分を挿入してその部の組織を保持させ，さらに糸の尾側を外上方に引っ張って糸の尾側端を側頭筋膜に固定する方法で引き上げを行う．

A．デザイン

顔の大きさ，たるみの程度などによって刺入本数は変化するが，単独使用の場合は通常は片側 4〜6 本(図2)，側頭部から鼻唇溝に向かって挿入する．刺出点は，鼻唇溝より少し外側にしている．

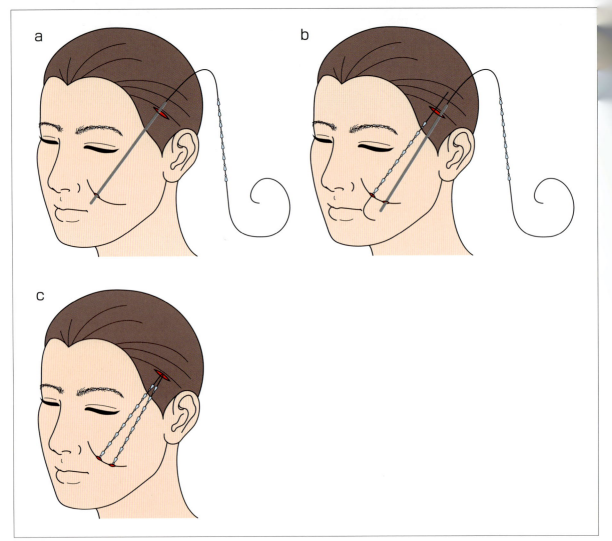

図 3. 単独使用の方法（小切開で Silhouette Lift® 単独で引き上げる場合）
a：側頭部に 1〜2 cm 程度の切開を置き，深側頭筋膜までを露出する．
b：Silhouette Lift® の直針を鼻唇溝側に向かい，その部分の皮下の脂肪層である Malar fat の部分に挿入．あらかじめデザインしておいた針の刺出点から引き抜き，コーンの存在部位が刺入点から刺出点の間に収まるところまで引き出す．
c：予定の本数を挿入後，尾側の曲針を用いてあらかじめ露出しておいた深側頭筋膜に引き上げながら固定し，切開部を縫合する．スレッドを縛りこむと頬が引き上げられ，しっかりと筋膜に固定される．

B．刺入法

側頭部に 1〜2 cm 程度の切開を置き，その部で深側頭筋膜までを露出，そこから Silhouette Lift® の直針を鼻唇溝側に向かってその部分の皮下の脂肪層である malar fat の部分に挿入，あらかじめデザインしておいた針の刺出点から引き抜き，コーンの存在部位が刺入点から刺出点の間に収まるところまで引き出す．

予定の本数を挿入後，尾側の曲針を用いてあらかじめ露出しておいた深側頭筋膜に引き上げながら固定するが，2 本を縛りこむことにより頬が引き上げられ，しっかりと筋膜に固定される．その後，切開部を縫合する（図 3）．

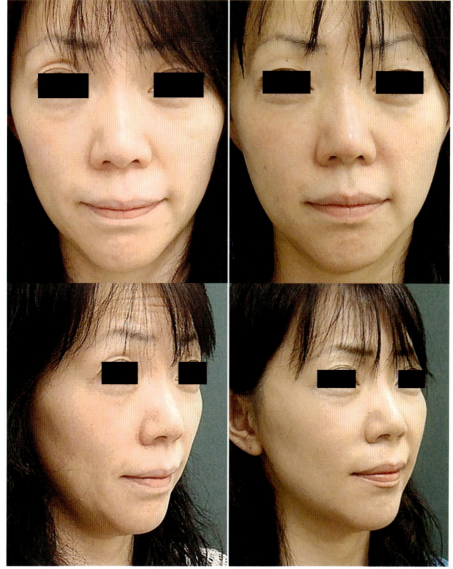

図 4. 症例 1：単独使用症例. 37 歳, 女性
顔全体の軽度のたるみを気にして来院. 側頭部より左右 4 本ずつ Silhouette Lift® の挿入を行う.
a：術前
b：術後半年

C. 症　例

症例 1：単独使用の症例（単独使用症例）

37 歳, 女性. 顔全体の軽度のたるみを気にして来院. 側頭部より左右 4 本ずつ Silhouette Lift® の挿入を行う. 術前および術後半年の状態である（図 4）.

2. フェイスリフトに併用の場合

フェイスリフトに併用する場合は, まずは, Lateral SMASectomy によるフェイスリフトを行い, 途中 SMAS の処置が終わった時点で頬部分に対する Silhouette Lift® による挙上に移る. 通常, 片側 2～4 本の Silhouette Lift® を使用している.

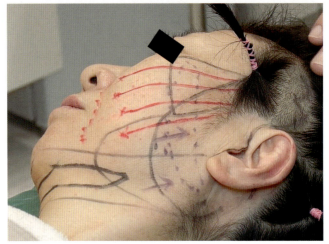

図 5. フェイスリフト手術の中で Silhouette Lift® を併用する場合のデザイン

A．デザイン

術前に，皮下剝離範囲，SMAS の切除範囲とスレッドを入れる場所をあらかじめデザインしておく(図5)．

B．刺入法

SMAS 処理が終わった後，糸を用いた malar fat pad の引き上げを開始する．予定していたライン上に Silhouette Lift® の直針を face lift の剝離面に出ている malar fat pad の外側縁にあたるところから侵入させ，皮膚直下で皮下脂肪表層内を貫通させるように進めて予定部位より引き出す(図6-a，b)．

コーン部分がしっかりと組織を噛んでいること，糸を引っ張ることで頬の位置が適度に上がることを確認して糸の位置を決める(図6-c)．

糸の固定部を決定し，その部の深側頭筋膜を一部露出し(図6-d)，糸の断端を深側頭筋膜に縫い付けて結紮固定する(図6-e)．あまり，強く引っ張りすぎると皮膚表面にディンプルができたり，糸のレリーフが皮膚表面からわかったりするので，適度な引き具合で固定するのがコツである．

その後は，再度通常のフェイスリフト手術に戻り，皮弁を軽く引っ張り，その位置で剝離した皮弁を下層の SMAS に確実に固定し，その後に余剰皮膚の切除と皮膚の縫合を行う．この操作により皮膚縫合部にはあまり張力がかからないようになり，術後傷の幅が広がってきたり，耳垂が引き伸ばされたりするという合併症を予防している．

C．症　例

症例 2：フェイスリフトに併用した症例

54 歳，女性．顔の輪郭のたるみと鼻唇溝を気にして来院した症例．Lateral SMASectomy のフェイスリフトの最中に左右 4 本ずつ Silhouette Lift® を挿入し，malar fat の引き上げをさらに強化する．術前，および術後 1 年の状態である(図7)．Lateral SMASectomy によって輪郭をハートシェイプに近づけ，スレッドリフトによって頬の位置が上がったことにより鼻唇溝も目立たなくなっている．

考　察

スレッドリフトの 1 つのタイプとして現れたコーンタイプの非吸収スレッドである Silhouette Lift® だが，これを中顔面の引き上げに利用することは非常に効果的である．それは，この部分のたるみのメカニズムを考えると明らかである．そもそもたるみは皮膚・皮下の組織の脆弱化と萎縮，骨の変形による自らを支える機能の低下によってもたらされる．支える機能としては具体的には皮膚，皮下脂肪，脂肪の隔壁，表情筋，支持靱帯，骨などの保持能力であったり弾力であったりするわけだが，それらは高齢化するにつれてわずかずつではあるが低下してくる．したがって，これらの保持能力の低下を回復してやるのが治療になる

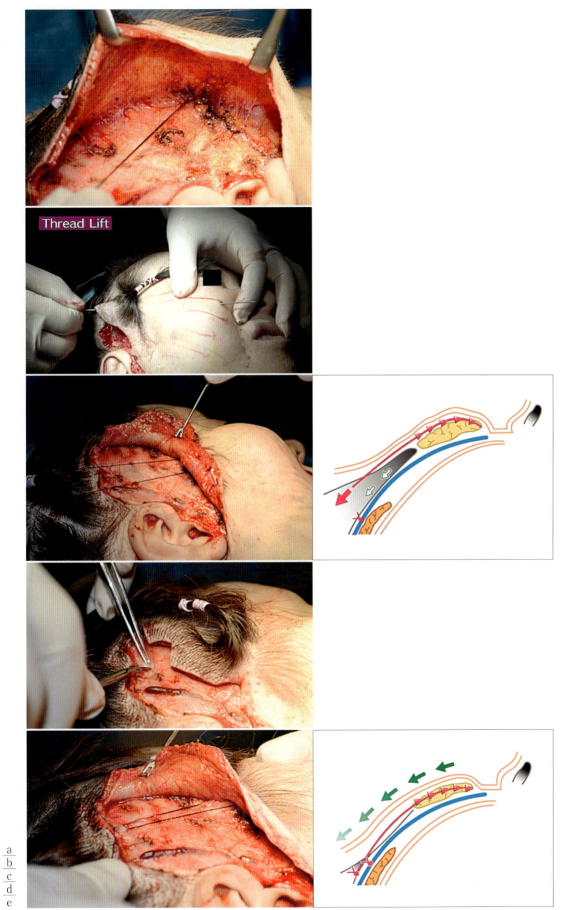

図 6. フェイスリフト手術の中で Silhouette Lift® を併用する場合の糸の挿入と固定法

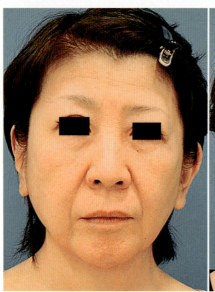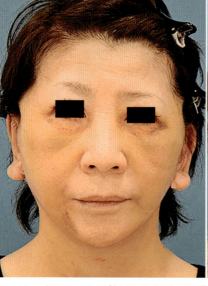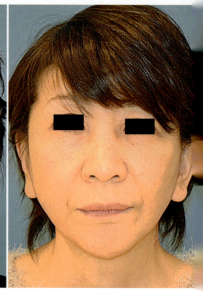

図 7. 症例 2：フェイスリフトに併用した症例. 54 歳，女性. 顔全体から首にかけての加齢によるたるみの改善を希望して来院. Lateral SMA-Sectomy のフェイスリフトの最中に左右 4 本ずつ Silhouette Lift® を挿入し，malar fat の引き上げをさらに強化する.
　　　　a：術前　　　b：術直後　　　c：術後 1 年

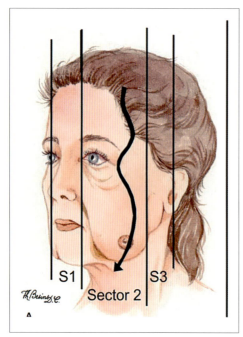

図 8. Sector 2 の部分は他に比べてたるみやすい.

わけだが，弾力性を改善することは非常に困難で，手術によって行えるのは組織が下がらないように牽引・保持してやることである．特にたるみの目立つ鼻唇溝やマリオネットラインは Besins ら[3]の示す Sector 2 にあたる部分(図 8)で，この部においては，そこに存在する脂肪のコンパートメント(malar fat pad)の下垂が大きく影響し，その中でのその脂肪体の底部よりも表層に近い部分が顕著に下垂してくるため，より表層に近い皮膚直下を引き上げるのが有効で，これを良好に実現できるのが Silhouette Lift® による引き上げである．さらに，皮膚直下であれば顔面神経などにダメージを与える可能性は非常に低く安全と言える．このような使い方により単独でも中顔面の引き上げは可能であるが，フェイスリフト手術での中顔面の引き上げの補助として非常に有用であると考えている．

まとめ

　最近このタイプのスレッドの使用頻度は減少傾向にあり，単独使用はほとんどなくなってきてい

るが，フェイスリフト手術中での同スレッドによる中顔面の引き上げは非常に有用で，私自身は通常のフェイスリフトで頰の引き上げが足りないようなケースには積極的に使用している．その結果，鼻唇溝の改善，マリオネットラインの改善など，主に中顔面の引き上げ効果が増強されて全体としてバランスの取れた若返り効果をもたらしたため，その部の改善が求められる症例に対しては積極的に使用するべき方法であると考えている．

参考文献

1) Sulamanidze, M. A., et al. : Removal of facial soft tissue ptosis with special threads. Dermatol Surg. **28** : 367-371, 2002.
2) Isse, N. : Silhouette sutures for treatment of facial aging ; Facial rejuvenation, remodeling, and facial tissue support. Clin Plast Surg. **35** : 481-486, 2008.
3) Besins, T. : The "R. A. R. E." technique (reverse and repositioning effect) : the renaissance of the aging face and neck. Aesthetic Plast Surg. **28** : 127-142, 2004.

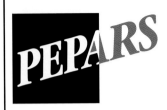

◆特集／スレッドリフト 私はこうしている
Ⅱ．非吸収性材料のスレッド
ポリプロピレン糸（ナイロン糸）を皮下に通し，malar fat を抱え上げる手法
―ケーブルリフト―

鈴木　芳郎[*]

Key Words：ケーブルスーチャー（Cable suture），フェイスリフト（face lift），スレッドリフト（thread lift），ループタイプ糸（loop type thread），併用（combination）

Abstract　ケーブルリフトは古くから組織の引き上げに使われていた手法であるが，これをフェイスリフトの中で用いて，その有効性を証明したのは Gordon Sasaki M. D. である．筆者らはこの方法を模倣しながらさらに改良を加え，通常のフェイスリフトの中で malar fat の抱え上げのために使用し，良好な中顔面の若返りをもたらしてきたので，その方法の詳細を述べる．

はじめに

　前稿の Silhouette Lift® とともに，本稿のケーブルリフトも，最近の吸収性のスレッドリフトの流行とともに使用される頻度は減少し，単独で用いられることは極めて少なくなっているが，筆者らは前稿のコーンの糸と同様にフェイスリフト手術の中で，中顔面を引き上げるための補助的手段としての有用性を認め，症例に応じて使用しているので，その使用方法について説明する．

　そもそもこの方法は 2002 年に Gordon Sasakiら[1]によって報告された方法で，原法は鼻唇溝付近からゴアテックス製のアンカーを付けた特殊な糸を側頭部まで貫通させ，malar fat pad を外上方に吊り上げる方法であるが，筆者らはこれをアレンジした糸をフェイスリフト手術の中で使って中顔面の改善をもたらしているので，その方法の詳細を紹介する．

糸の構造

　筆者らが初期に使っていた糸の構造は Gordon Sasaki らの原法で使われているものを模倣したもので，S-S 式ケーブルスーチャーシステムと呼んでいた[2)〜4)]．基本的な構造はゴアテックス製のパッチが付いたゴアテックス製の糸であるが，その牽引糸の両端に直針を付け，さらに，その糸と並列に撚り糸をつけている（図 1）．この糸は刺入部にてきるディンプルを切り取るためのものでディンプルカッターと呼んでいるが，ディンプルを外した後は引き抜いてしまうため，施術後はゴアテックス製の牽引糸とパッチだけが皮下に残ることになる．現在はこのスレッドをもっと簡素化したものを使用しており，パッチもなくして糸も 2-0 ポリプロピレン糸に変更している（図 2）．パッチを使用しないため把持力は幾分落ちることが予想されたが，現在はあまり強力に引き上げることは行わず，あくまでも malar fat pad の引き上げの補助としての使用にとどめているため，問題はない．

---

[*] Yoshiro SUZUKI，〒150-0021　東京都渋谷区恵比寿西 2-21-4 代官山 Parks 2F　ドクタースパ・クリニック，院長

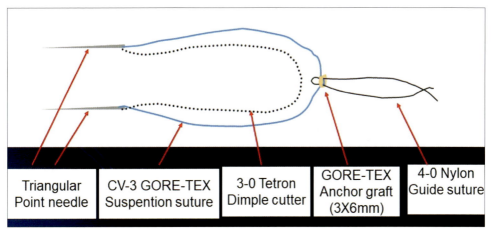

図 1. 最初の S-S 式ケーブルスーチャーシステム

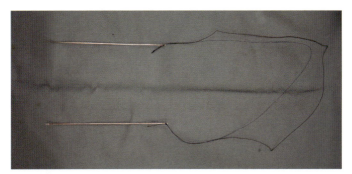

図 2. 現在用いている簡易式のケーブルスーチャーシステム

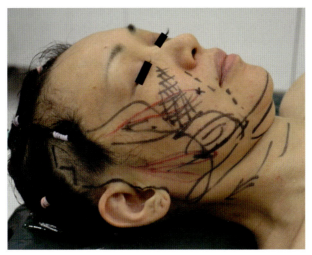

図 3. ケーブルスーチャーの挿入予定ラインを引いておく.

使用方法

1. デザイン

フェイスリフトの際にこの糸を使って頰の部分を引き上げるわけだが,標準的なデザインとしては malar fat pad が存在すると思われ,その脂肪体を良好に引き上げられる場所に,ケーブルスーチャーを挿入するラインをあらかじめ決めてデザインしておく.通常は片側 1 本の糸の挿入で行っている(図 3).

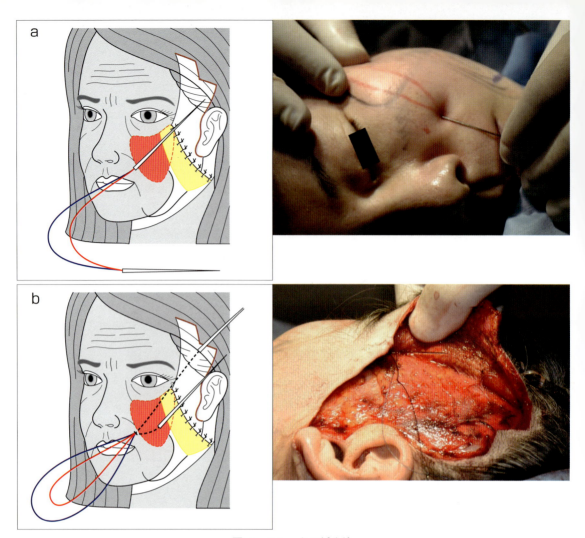

図 4. スレッドの挿入法

2. スレッドの挿入法

　フェイスリフトで SMAS の処理が終わった時点で，ケーブルスーチャーを使った malar fat pad の引き上げに移る．Malar fat pad 全体が引き上がるよう片側 1 か所に糸を挿入することが多くなっているが，症例に応じて 2 本に増やす場合もある．鼻唇溝の流れに沿って 11 番メス，あるいは 18 G 針で刺入部を切開，そこから直針を皮膚面に対して垂直に刺入し，上顎骨に一度当ててから 5 mm 程度引き抜き，そこから針の方向を皮膚面と平行になるように変え，malar fat 内を側頭部に向かって進めていく（図 4-a）．針を進めながら剝離面にみられる脂肪層の中間層くらいから先が見えたら針を外上方に引き抜く．同じ刺入点からもう一方の直針を刺入し，同様の操作で引き抜く（図 4-b）．この際，糸の貫通部が若干離れるように心がける．その方が糸が抱え上げる malar fat の体積が広く取れるためである．次にディンプルカッターと呼んでいるテトロン糸のみを引き込み，それをしごきながら皮下組織を切り込んでいく（図 4-c）．ディンプルカッターを引き込んだ時点では刺入部がディンプルになっているが，カッターをしごくことにより皮下の引っ掛かりが切れ，その瞬間にディンプルが消失する．この時点でしごくのをやめ，牽引に残すポリプロピレン糸を引き込む（図 4-d）．このポリプロピレン糸の引き上げのみで良好に malar fat が引き上げられるのを確認したのち，ディンプルカッターは引き抜いてしまう（図 4-e）．その後は牽引糸の直針を落とし糸の断端に別の曲針を取り付け，それを使っ

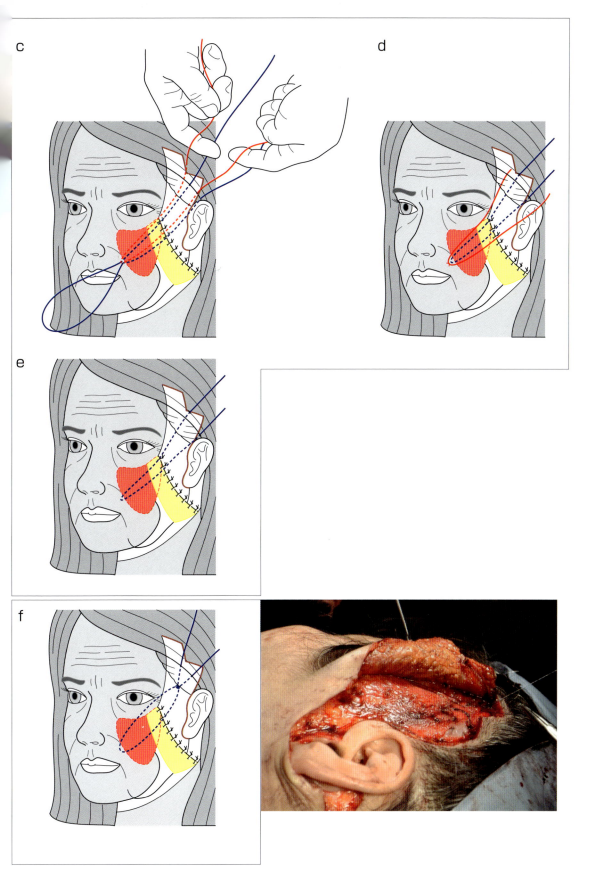

図 4.

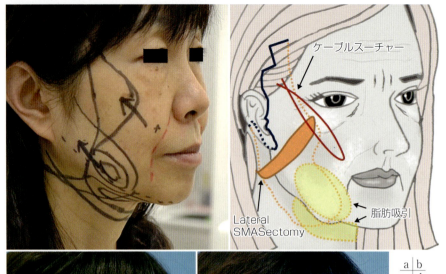

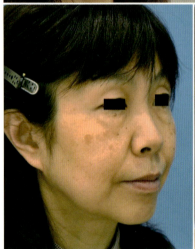
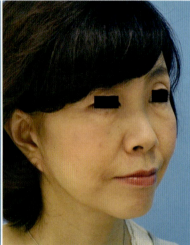

図 5.
症例 1：54 歳，女性
a，b：術前デザイン
c：術前
d：術後 1 年

て側頭筋膜に縫合固定する(図 4-f, g)．この固定の縛り込みの際に malar fat pad が引き上がる．引き上げの程度は引っ張った状態での頬部の形態の変化を見ながら決めている．

　ここでケーブルスーチャーによる meloplication は終了し，その後は通常のフェイスリフトに戻り，皮弁固定，余剰皮膚の切除を行い，皮膚を縫合し手術を終了する．

症　例

症例 1：54 歳，女性(図 5)
　Lateral SMASectomy およびケーブルスーチャーによる頬部の引き上げを行った．

症例 2：52 歳，女性(図 6)
　Lateral SMASectomy およびケーブルスーチャーによる頬部の引き上げを行う．頬に若干の自己脂肪の注入も併用している．

考　察

　フェイスリフト手術において，SMAS の引き上げによる輪郭の修正については一定の効果を認めているが，頬の部分の若返りが不足することをたびたび経験してきた．この部分の若返りのためには以下のことが必要と考えている．

① 下眼瞼から頬部への移行する位置が高い位置にある．
② すなわち頬の位置が高い
③ 頬に目立ったくぼみがなく，平坦か膨らみを持つ．

　これらを，もたらすためには malar fat の引き上げが必要で，ケーブルスーチャーはこの脂肪を抱え上げるようにして持ち上げられる点で非常に

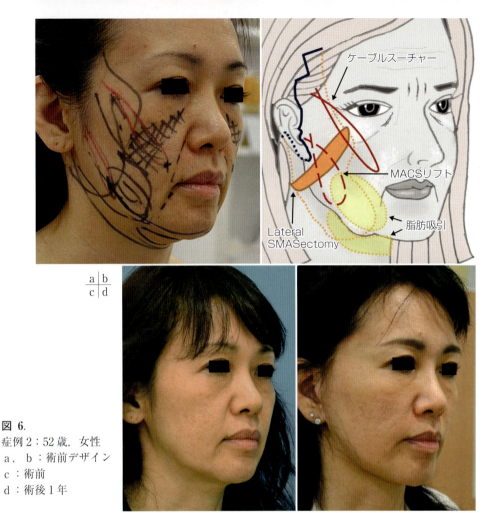

図 6.
症例 2：52 歳，女性
a，b：術前デザイン
c：術前
d：術後 1 年

効果的である．

まとめ

現在フェイスリフト手術は Lateral SMASectomy を基本にして行っているが，SMAS の操作だけでは日本人のような Sector 2 が横に広くて面積の大きな症例の場合，どうしても効果が不十分になる症例が多く，この部分，特に malar fat pad を引き上げるにはケーブルスーチャーによる引き上げが非常に効果的である．筆者らはこの Lateral SMASectomy とケーブルスーチャー法の併用は頬の下がりの大きな症例に対して安全で若返り効果の高い方法として積極的に行っている．

参考文献

1) Sasaki, G. H., Cohen, A. T.：Meloplication of malar fat pads by percutaneous cable-suture technique for midface rejuvenation；Outcome study(392 cases, 6 years' experience). Plast Reconstr Surg. **110**：635-654, 2002.
2) 鈴木芳郎，白壁征夫：Percutaneous cable-suture elevation of malar fat pad(cable-suture technique)による中顔面の若返り法．日美外報．**26**：1-12, 2004.
3) 鈴木芳郎，白壁征夫：フェイスリフト手術における cable-suture suspension 併用の効果について "cable-suture technique はしわ取り手術になりうるか"．日美外報．**26**：37-43, 2004.
4) 鈴木芳郎，白壁征夫：Suture suspension を利用した Face-Lifting．形成外科．**48**：51-58, 2005.
5) 鈴木芳郎：【フェイスリフト 手術手技アトラス】スレッドリフトを組み合わせたフェイスリフト手術．PEPARS．**124**：21-28, 2017.

Non-Surgical 美容医療 超実践講座

好評書籍

編著 **宮田 成章**
（みやた形成外科・皮ふクリニック 院長）

Non-Surgical 美容医療の基本の"キ"から、美容外科・美容皮膚科の領域で第一線を走る豪華執筆陣が行っている施術のコツまでを図総数281点、総頁数400頁にギッシリとつめこんだ，"超"実践講座!!

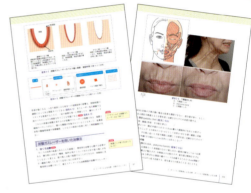

▶ 2017年7月刊　B5判　オールカラー
定価（本体価格 14,000円＋税）

contents

- Ⅰ　準備編
  - Non-Surgical 美容医療を始めるにあたって
- Ⅱ　総　論
  - 各種治療法総論
  - 疾患ごとの考え方
- Ⅲ　各　論
  - A　レーザーによる治療
    - 炭酸ガスレーザー
    - Er：YAG レーザー
    - Q スイッチアレキサンドライトレーザー・ルビーレーザー
    - Q スイッチ Nd：YAG レーザー
    - 光治療
    - ロングパルスアレキサンドライトレーザー/ロングパルス Nd：YAG レーザー
    - 付記：カーボンピーリング
    - ロングパルス Nd：YAG レーザー
    - ダイオードレーザー
    - フラクショナルレーザーの基本原理とノンアブレイティブフラクショナルレーザー
    - フラクショナル Er：YAG レーザー
    - フラクショナル炭酸ガスレーザー
    - ピコ秒レーザー
  - B　高周波による治療
    - 単極型高周波と高密度焦点式超音波治療
    - Radiative 式高周波
  - C　ボツリヌス菌毒素による治療
    - ボツリヌス菌毒素による治療
    - ボツリヌス菌毒素の注射手技：Microbotox
  - D　注入剤による治療
    - ヒアルロン酸・レディエッセの注入手技①
    - ヒアルロン酸の注入手技②
    - PRP（多血小板血漿）療法
  - E　糸による治療
    - スレッドリフト
  - F　スキンケアによる治療
    - 薬剤の経皮導入：水光注射
    - 薬剤の経皮導入：エレクトロポレーション
    - ケミカルピーリング、トレチノインおよびハイドロキノン
    - マイクロダーマブレーション：ダイヤモンドピーリング
  - G　手術による治療
    - 顔面の解剖と手術の概念
- Ⅳ　経　営
  - 経営についての一般論・国内美容医療の状況

全日本病院出版会　〒113-0033 東京都文京区本郷 3-16-4　Tel：03-5689-5989
http://www.zenniti.com　Fax：03-5689-8030

Non-Surgical 美容医療 超実践講座

編著　宮田成章（みやた形成外科・皮ふクリニック　院長）

本書の特徴

検索性を高め多角的な知識を得られるよう、本書では下記のような工夫を凝らしました

LINK
より幅広く、多角的な知識を身につけられるよう、詳細な事柄や関連事項について掲載されている頁数を記載しています。

コメント
本文中におさまりきらなかった編集者、著者から"一言付け加えておきたい！"という事柄を記載しています。

注釈
解説が必要と思われるものについては欄外に記載しています。

私のプロトコール
各論ではできる限り機器固有の設定などを論点とせず、「私のプロトコール」欄に著者が日ごろ診療で行っている機器設定などをまとめました。

そのほか、各項目に適応疾患を記載した目次や、編集 宮田成章の目線からの論評「Editor's View」、コラムなどを多数掲載。
総頁数 400 頁の充実の一書！

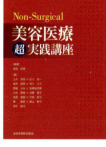

大好評発売中！

2017 年 7 月刊　B5 判
定価（本体価格 14,000 円＋税）
オールカラー

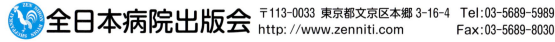

全日本病院出版会　〒113-0033 東京都文京区本郷 3-16-4　Tel：03-5689-5989
http://www.zenniti.com　Fax：03-5689-8030

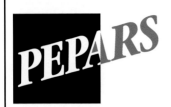

◆特集/スレッドリフト 私はこうしている

Ⅱ. 非吸収性材料のスレッド
SPRING THREAD® を用いたスレッドリフト

境　隆博[*1]　西　建剛[*2]

Key Words：SPRING THREAD®，フェイスリフト(face lift)，スレッドリフト(thread lift)

Abstract　本邦ではダウンタイムの短い治療が望まれることもあり，糸による吊り上げ術(スレッドリフト)が近年急速に普及してきている．我々は SPRING THREAD®(1st SurgiConcept 社製，フランス)を使用したスレッドリフトを行っている．SPRING THREAD® は非吸収性のスレッドである．コグ状の突起を有し，全長にわたり固定性と伸縮性がある．1点での固定ではないため張力が分散されることから痛みの分散や凹凸の予防効果がある．また，複数の糸を使用することから長期での効果継続が期待できる．大きな切開を必要としないためダウンタイムが短く直後からのリフトアップ効果が期待できる．

はじめに

顔面のたるみの手術治療には SMAS の引き上げを行ういわゆるフェイスリフト手術をはじめとして様々な方法が報告されている[1)2)]．本邦ではダウンタイムの短い治療が望まれることもあり，糸による吊り上げ術(スレッドリフト)が近年急速に普及してきている．スレッドリフトに使用されるスレッドにはその形状や製造会社により様々な種類がある[3)4)]．今回，我々は SPRING THREAD®(1st SurgiConcept 社製，フランス)を使用したスレッドリフト(以後，スプリングスレッドリフト)を行っている．422 例を経験し若干の知見を得たのでこれを報告する．

対　象

対象は 2012 年 4 月 1 日から 2018 年 6 月 15 日までの症例で 422 例，男性：20 例，女性：402 例．平均年齢は 44.1 歳(24〜77 歳)．

スプリングスレッドリフト

SPRING THREAD® はポリエステル骨格にシリコンコーティング処置が施された非吸収性のスレッドである．1 cm あたり 24 個のコグ状の突起を有し全長にわたり固定性と伸縮性がある．また，糸の両端に鈍針が付いており両端針になっている(図1)．スプリングスレッドリフトであるが，我々は法令線やマリオネットライン，ゴルゴライン，下顎縁部など顔の下半分のたるみを適応としている．基本的に全例同じ方法で施術を行い，各症例で微調節を行っている．両端針をこめかみの刺入点からストレート法で顔側と頭側に向かってそれぞれ挿入し，顔側から頭部まで連続して皮下のやや深い層に長い糸を留置する(図2)．スレッド全体に伸張性があり，ほぼ全長にわたりコグが

[*1] Takahiro SAKAI，〒106-0032　東京都港区六本木 3-7-1 THE ROPPONGI TOKYO 207　医療法人社団六本木境クリニック，院長
[*2] Kengou NISI，同

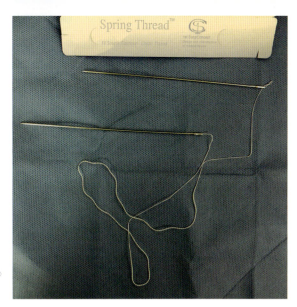

図 1.
SPRING THREAD®

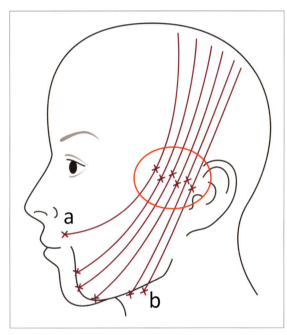

図 2.
スプリングスレッドリフト
　a：最も内側のスレッド
　b：最も外側のスレッドを示す．
赤い○で囲んだ部分が刺入部となる．

付いているため筋膜や骨膜など痛覚の強い組織への固定を必要としない．そのため，糸を固定する手技と違い自由度が高い．また，1 点での固定ではないため張力が分散されることから効果の持続や痛みの分散，凹凸の予防が期待できる．切開を必要としないためダウンタイムが短く直後からのリフトアップ効果が期待できる．複数の糸を使うことから目的とする場所を複数設定することができ，術中も患者の顔貌形態を確認しながら 1 本ずつ引き上げの調整が可能である．短所としては局所の炎症や感染が挙げられる．美容医療のため，感染異物を組織培養に提出したりする機会は少ない．そのため局所感染を起こしているか，異物反応なのかははっきりとしないケースもある．リスクを回避するために我々は基本的に局所に炎症や発赤などの所見があった場合は患者に抜去をすすめている．しかし，抜去せずに経過観察のみで改善する症例もある．感染の主な原因は施術時に糸と接触したうぶ毛などの生体由来の有機物の混入や有髪部での糸と毛根との接触であると考えてい

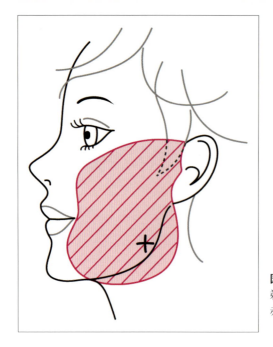

図 3.
剃毛の範囲
赤い斜線の部分を剃毛する．×は下顎角部を示す．

る．そのため感染の予防として施術の際に周囲の組織との接触をできるだけ避けるようにしている．また，感染が生じた際にその影響が複数のスレッドに及ばないようにスレッドとスレッドの間隔を保つようにしている．スプリングスレッドは後戻りしにくい性質があるゆえ，一旦凹凸が生じてしまうと患者トラブルにもなりかねないこと，感染のリスクなどを考えると手技に習熟しない術者が気軽に行うことは避けるべきである．

実際の手技

1．剃毛（図 3）

施術前日か前々日に行う．当院では術者がカミソリで剃毛している．手術前には自宅で洗髪してもらい，帽子やかつらを付けずに来院してもらう．来院後は着衣を着替えた後に術野になる部分を中心に洗顔を行う．

2．デザイン（図 2, 4）

坐位で顔側のデザインを行う．最も内側の糸は尾側の出口を法令線付近で口角よりやや頭側部分とし，頭側出口を側頭部の前頭部側あたりとして糸がもみあげの前あたりを通るようにデザインする．最も外側の糸は尾側の出口を下顎角部のやや前方の頸部，頭側出口を側頭部の後頭部側として糸が耳前部を通るようにデザインする．この2本の間に糸が交差しないよう，かつ近くなり過ぎないように少し間をあけて平行に3～4本のスレッドが入るようにデザインを行う．スレッドは片側顔面で5～6本程度使用する．刺入部はジグザグになるようにする．

3．スレッドの挿入（図 4）

スレッドの挿入は15°程度ギャッチアップさせた状態で行う．エピネフリン添加の1%キシロカイン®を生理食塩水で5倍希釈したもので処置をする部位に局所麻酔を行う．11番メスを用いて刺入部に小さな切開を加え細い剪刀を用いて皮下を全周性に剥離する（図 4-a, b）．刺入の際には糸が皮膚や周辺に接触して汚染されないようにすることが重要である．助手に頭側の鈍針を高い位置で保持させてスレッドに気を付けながら顔側の方から刺入を開始する（図 4-c, d）．この際スレッドが組織内で毛根に接触することを避けるため鈍針が浅くならないように顔側は深めの皮下，頭側有髪部は側頭筋膜下に挿入する．糸の接線方向に顔の状態を確認しながら糸の引き具合を加減し，皮膚をもんだり引っ張ったりしながら凹凸が生じないように調節する（図 4-e）．顔の挿入が終了したら，同刺入部より頭側への刺入を行う（図 4-f）．

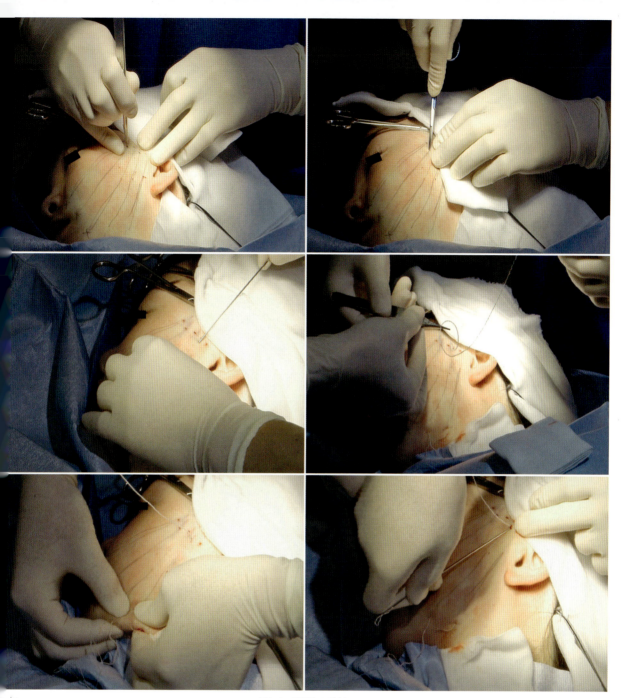

図 4. 実際の手技
a：皮膚切開
b：剪刀を用いた皮下剝離
c：顔側へのスレッドの挿入
d：顔側へのスレッドの挿入時にスレッドが皮膚に接触しないようにする.
e：凹凸の調節
f：頭側へのスレッドの挿入

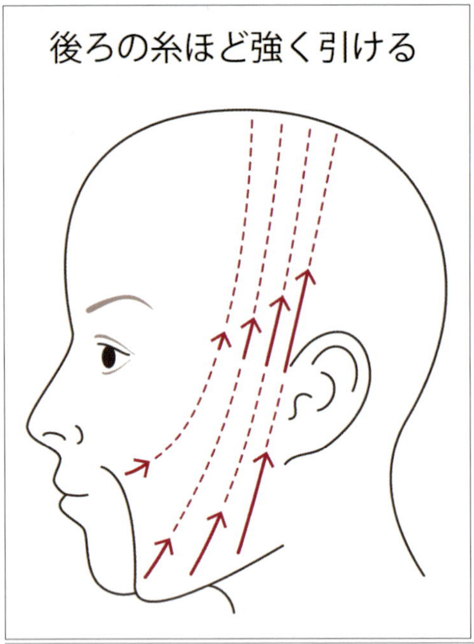

後ろの糸ほど強く引ける

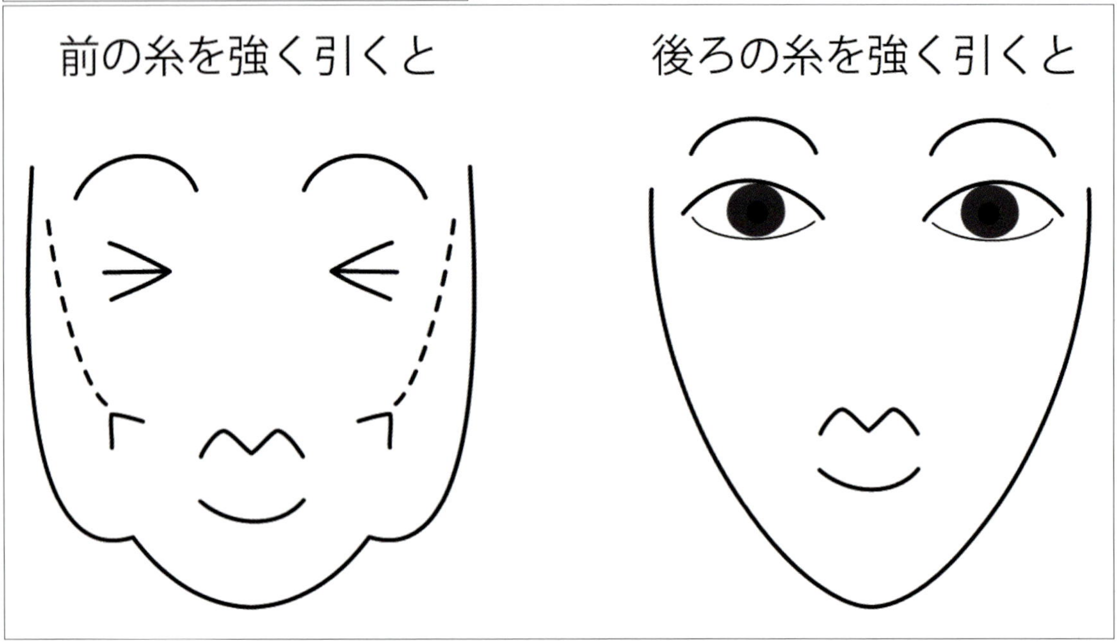

$$\frac{a}{b}$$

図 5.
スレッドの調節
　a：顔側・頭側とも外側の糸ほど強く引く.
　b：内側の糸は強く引っ張ると凸凹が生じやすく, 外側の糸
　　　は強く引いても凸凹しにくい.

前の糸を強く引くと

後ろの糸を強く引くと

4. スレッドの調節（図 5）

　顔側・頭側とも外側の糸ほど強く引くようにしている（図 5-a）. 内側の糸は強く引っ張ると凸凹が生じやすく, 外側の糸は強く引いても凸凹しにくい. また, 外側は凸凹した場合でも毛髪で隠すことができるので強く引っ張り上げることができる（図 5-b）. 刺入部は 7-0 ナイロンで縫合している. スレッドの埋入が終わったら頭皮がなだらかになるようにマッサージを行う. この操作を怠る

と頭皮が引き攣れたり, よれたりして側頭部から頭頂部の違和感が残存することがある.

5. 合併症の回避法

　局所の炎症や感染の予防方法は施術前日か前々日の剃毛とその後の洗髪・洗顔の徹底と施術中のスレッドの皮膚との接触回避である. また, 頭皮から表面に出た糸を切る際には毛髪部をモスキートで丁寧に分けてうぶ毛などが混入しないように留意する.

スレッドの施術全般に共通するコツ

すべてのスレッドリフトに共通すると考えられる問題として，顔や頸部には顔面神経や耳下腺に代表される重要な深部組織が存在するということがある．深めの皮下を扱う施術に共通するコツは補助する手で皮膚をつまんで持ち上げ，その内部だけ針を通すということである．顔面の場合，重要な組織は比較的深いところに存在し，様々な支持組織で固定されているため皮膚をつまんだ程度では持ち上がりにくい．

また部位についてあるが，ゴルゴライン付近には直接スレッドを入れない方がよい．法令線やマリオネットラインのような筋肉の走行の違いによる段差状のシワはスレッドで牽引してもシワが目立つことは少ない．しかし，ゴルゴラインは靱帯の影響が大きいシワであるためスレッドによる牽引には変形が目立つ．吸収糸であれば比較的早期に目立たなくなるが，スプリングスレッドでは長期にわたって牽引効果があるため注意が必要である．ゴルゴラインを目立たなくすることを考えた場合，直接ゴルゴラインに糸を入れのではなく，バッカルファットやその周囲のボリュームを上方向に移動させるイメージで糸を入れた方がよい．

まとめ

SPRING THREAD® を使用したスレッドリフトについてその手技および問題点とその対策について検討した．本方法はダウンタイムも短く非常に有用な方法と思われた．

利益相反

本論文について他者との利益相反はない．

謝　辞

本論文の執筆にあたり，豊見城中央病院形成外科の樫山和也先生にご協力を頂きました．感謝致します．

参考文献

1) 野平久仁彦ほか：【フェイスリフト　手術手技アトラス】Lateral SMASectomy，PEPARS. **124**：1-9, 2017.
2) 宇田宏一：【フェイスリフト　手術手技アトラス】SMAS lift，PEPARS. **124**：10-18, 2017.
3) 木村哲治，亀井康二：スレッドリフトの種類と適応．形成外科. **53**：601-607, 2010.
4) 鈴木芳郎：スレッドリフトの機序及び目指すべき効果と可能性について．形成外科. **53**：609-617, 2010.

ピン・ボード

第1回キャリア支援委員会の開催のご案内
（第62回日本形成外科学会総会・学術集会）

日本形成外科学会キャリア支援委員会
委員長　山下理絵

日　時：2019年5月15日（水）：15：10〜17：10　予定
会　場：ロイトン札幌（学会会場）

　日本形成外科学会では，2012年4月の第55回日本形成外科学会総会時に，女性支援ワーキンググループ（women surgeons working group：WG）を発足し，「形成外科の女性医師」のために，先輩形成外科と語る会，女性医師M（メンター：先輩医師）M（メンティー：後輩医師）の会を開催し，女性医師サポートのために，小規模な相談会を行ってきた．2018年4月の第61回日本形成外科学会総会より，その内容を継承しながら「キャリア支援委員会」：Support for career formation：SCFと名称を改め，女性だけでなく男性形成外科医も含めたキャリア支援についてのサポートを行っていく予定である．しかし，新入会員の4割が女性となり，仕事と生活の両立が大きな問題となっている現実があり，キャリア支援の重要な仕事として，今後も女性医師支援は中心になると考えている．

<プログラム>
第一部　15：10〜16：10
　1）Woman plastic surgeon の現状
　　　山下理絵：湘南藤沢形成外科クリニックR
　2）特別パネル：Life Work Balance：現在・過去・未来
　　　松井瑞子：聖路加国際病院
　　　田邉裕美：亀田総合病院
　　　森島容子：大垣市民病院

第二部　16：20〜17：20
アフタヌーンバブルス（泡）セミナー：後援：キャリア支援委員会
　1）招待講演：Life Work Balance：現在・過去・未来
　　　東北医科薬科大学（医学部）生理学教授
　　　　　　河合佳子（日本形成外科学会専門医）
　2）テーブルディスカッション
参加資格：総会出席者（男女）

第7回日本眼形成再建外科学会
学術集会

日　時：2019年5月18日（土）〜19日（日）
会　長：辻　英貴（がん研究会有明病院　眼科）
会　場：がん研究会吉田富三記念講堂
　　　　〒135-8550　東京都江東区有明3-8-31
テーマ：お台場で熱く眼形成を語ろう！
ホームページ：http://jsoprs7.umin.jp/
事務局：がん研究会有明病院　眼科
　　　　〒135-8550　東京都江東区有明3-8-31
　　　　TEL：03-3520-0111　FAX：03-3570-0343
運営事務局：株式会社　プロコムインターナショナル
　　　　〒135-0063　東京都江東区有明3-6-11 TFTビル東館9階
　　　　TEL：03-5520-8821　FAX：03-5520-8820
　　　　E-mail：jsoprs7@procomu.jp

日本美容医療協会定例社員総会・
講習会プログラム

日　時：2019年5月25日（土）10：00より（受付開始時間　9：30より）
会　場：都市センターホテル　コスモス
　　　　東京都千代田区平河町2-4-1
　　　　TEL：03（3265）8211
会　費：会員　10,000円
　　　　非会員　20,000円

<プログラム>
Ⅰ．日本美容医療共済会総会　　　　　　10：00〜10：30
Ⅱ．公益社団法人日本美容医療協会定例社員総会
　　　　　　　　　　　　　　　　　　　10：30〜12：00
Ⅲ．ランチョンセミナー　　　　　　　　12：00〜12：50
　JAAM共済会から見たトラブルケースと少額賠償（＋弁護士費用）保険会社が扱う事故対応ケース
　日本美容医療共済会　専務理事　西山真一郎先生
　ユニバーサル少額短期保険株式会社　代表取締役
　曽根健次先生
　　　　　　　　～休憩～
Ⅳ．講習会　　　　　　　　　　　　　　13：00〜14：50
　1．演題　「最近承認された，内径が広いカニューレの使い方について種類と使い方（用いる注入剤を含む）の検討」
　　　講師　神田美容外科形成外科医院　征矢野進一先生
　　　協賛　株式会社日本生物製剤
　2．演題　「スレッドリフトの変遷と最新のスレッドリフト」
　　　講師　ドクタースパ・クリニック　鈴木芳郎先生
　　　協賛　株式会社カキヌマメディカル
　　　　　　～休憩～
Ⅴ．美容レーザー適正認定講座　本邦における医療用レーザー機器の薬事承認について　15：00〜17：00
　1．演題　「医療用レーザー機器の薬事承認の迅速化について」
　　　講師　独立行政法人医薬品医療機器総合機構　金田悠拓先生
　2．演題　「当社の薬事承認に対する取り組み　ピコレーザーを例に」
　　　講師　キュテラ株式会社
　　　　　　シネロン・キャンデラ株式会社

お問い合わせ：公益社団法人日本美容医療協会
　　　　〒102-0093　東京都千代田区平河町2-3-4
　　　　ABM平河町ビル1F
　　　　TEL：03-3239-9710　FAX：03-3239-9712

ピン・ボード

一般社団法人日本頭頸部癌学会 第 10 回教育セミナーのご案内

一般社団法人　日本頭頸部癌学会
教育委員会委員長　佐々木　徹

一般社団法人日本頭頸部癌学会主催第 10 回教育セミナーを下記の要領で開催いたしますのでご案内申し上げます．会場は「石川県立音楽堂　邦楽ホール」です．第 43 回日本頭頸部癌学会会場からは徒歩で 3 分ほどの別会場となります．第 10 回教育セミナーの内容は 1)頭頸部癌総論，2)口腔癌(舌癌)，3)中咽頭癌と致しました．本セミナー受講者には日本がん治療認定医機構の学術単位(3 単位)，日本口腔外科学会専門医制度の資格更新のための研修単位(5 単位)，日本耳鼻咽喉科学会専門医資格更新の学術業績・診療以外の活動実績(0.5 単位)があたえられます．また，日本頭頸部外科学会主催頭頸部がん専門医申請資格の学術活動として認められますので，多数のご参加をお待ちしております．なお，日本耳鼻咽喉科学会専門医の方は必ず IC カードをお持ちください．今回より専門医 IC カードのみでの受付となります．
セミナー当日には翌 13 日からの第 43 回日本頭頸部癌学会の受付等は行っておりません．

日　時：2019 年 6 月 12 日(水)12：30～17：30(予定)
会　場：石川県立音楽堂　邦楽ホール
　　　　〒920-0856　金沢市昭和町 20-1(金沢駅兼六園口)
　　　　TEL：076-232-8111(代)／FAX：076-232-8101
　　　　URL：https://ongakudo.jp/c_hall/c_hougaku/70
内　容：テーマ 1．頭頸部癌総論，テーマ 2．口腔癌(舌癌)，テーマ 3．中咽頭癌
受講料：5,000 円
　　　　「第 10 回教育セミナー」と明記の上，下記口座にお振り込みください．
　　　　郵便振替口座　00190-2-420734　一般社団法人日本頭頸部癌学会
定　員：400 名(なお HP からの事前登録はいたしません．)
応募方法：原則当日受付は行いません．席に余裕がある場合には受講のみは可能としますが，いかなる理由であっても当日受付での受講修了証の発行は致しませんのでご注意ください．(詳細は学会 HP をご覧ください．)

- 申し込み締め切りは 2019 年 5 月 31 日(金)(必着)です．先着順に受付いたします．
- 参加資格：特に規定はありません(ただし，一般の方は対象としておりません)．

医師以外のメディカルスタッフの方も歓迎いたします．医学生，初期研修医，医師以外のメディカルスタッフの方は，参加費は無料ですがその場合，指導教授(医)または本学会員の証明が必要です．本学会 HP 内の案内に書式を掲載する予定です．

第 2 回アジア太平洋瘢痕医学会
（The 2nd Congress of The Asian Pacific Society for Scar Medicine：The 2nd APSSM）
〈共同開催〉
第 14 回瘢痕・ケロイド治療研究会
（The 14th Meeting of The Japan Scar Workshop：The 14th JSW）

会　期：2019 年 11 月 2 日(土)・3 日(日)
会　場：秋葉原 UDX
　　　　〒101-0021　東京都千代田区外神田 4-14-1
　　　　TEL：03-3254-8421
大会会長：
　　小川　令(日本医科大学　形成外科学教室)
第 2 回アジア太平洋瘢痕医学会会長：
　　Yixin Zhang(上海第九人民病院　形成外科)
　　小川　令(日本医科大学　形成外科学教室)
演題募集：2019 年 4 月 1 日(月)12：00～6 月 20 日(木)12：00

- 全ての演題はインターネットによるオンライン登録にて受付いたします．
- 詳細は学会 HP にてご確認ください．
- 使用言語
　The 2nd APSSM：抄録・発表・質疑応答とも英語
　The 14th JSW：抄録・発表・質疑応答とも日本語

※なお，第 14 回瘢痕・ケロイド治療研究会の筆頭演者は，研究会会員に限りますので，非会員の方は予め入会手続きをしてください．

事前参加受付期間：
　Early Bird：2018 年 12 月 20 日(木)12 時～2019 年 6 月 20 日(木)11 時 59 分
　Regular：2019 年 6 月 20 日(木)12 時～2019 年 9 月 30 日(月)11 時 59 分
　詳細は学会 HP にてご確認ください．
URL：http://gakkai.co.jp/scar2019/ja/index.html
事務局：日本医科大学　形成外科学教室
　　　　担当：土肥輝之，赤石諭史
　　　　〒113-8603　東京都文京区千駄木 1-1-5
　　　　TEL：03-5814-6208　FAX：03-5685-3076
運営事務局：株式会社学会サービス
　　　　〒150-0032　東京都渋谷区鶯谷町 7-3-101
　　　　TEL：03-3496-6950　FAX：03-3496-2150
　　　　E-mail：scar2019@gakkai.co.jp

FAX による注文・住所変更届け

改定：2015 年 1 月

　毎度ご購読いただきましてありがとうございます．

　読者の皆様方に小社の本をより確実にお届けさせていただくために，FAX でのご注文・住所変更届けを受けつけております．この機会に是非ご利用ください．

◇ご利用方法

　FAX 専用注文書・住所変更届けは，そのまま切り離して FAX 用紙としてご利用ください．また，注文の場合手続き終了後，ご購入商品と郵便振替用紙を同封してお送りいたします．**代金が 5,000 円をこえる場合，代金引換便とさせて頂きます．**その他，申し込み・変更届けの方法は電話，郵便はがきも同様です．

◇代金引換について

　本の代金が 5,000 円をこえる場合，代金引換とさせて頂きます．配達員が商品をお届けした際に，現金またはクレジットカード・デビットカードにて代金を配達員にお支払い下さい(本の代金＋消費税＋送料)．(※年間定期購読と同時に 5,000 円をこえるご注文を頂いた場合は代金引換とはなりません．郵便振替用紙を同封して発送いたします．代金後払いという形になります．送料は定期購読を含むご注文の場合は頂きません)

◇年間定期購読のお申し込みについて

　年間定期購読は，1 年分を前金で頂いておりますため，代金引換とはなりません．郵便振替用紙を本と同封または別送いたします．送料無料，また何月号からでもお申込み頂けます．

　毎年末，次年度定期購読のご案内をお送りいたしますので，定期購読更新のお手間が非常に少なく済みます．

◇住所変更届けについて

　年間購読をお申し込みされております方は，その期間中お届け先が変更します際，必ずご連絡下さいますようよろしくお願い致します．

◇取消，変更について

　取消，変更につきましては，お早めに FAX，お電話でお知らせ下さい．

　返品は，原則として受けつけておりませんが，返品の場合の郵送料はお客様負担とさせていただきます．その際は必ず小社へご連絡ください．

◇ご送本について

　ご送本につきましては，ご注文がありましてから約 1 週間前後とみていただきたいと思います．お急ぎの方は，ご注文の際にその旨をご記入ください．至急送らせていただきます．2～3 日でお手元に届くように手配いたします．

◇個人情報の利用目的

　お客様から収集させていただいた個人情報，ご注文情報は本サービスを提供する目的(本の発送，ご注文内容の確認，問い合わせに対しての回答等)以外には利用することはございません．

　その他，ご不明な点は小社までご連絡ください．

株式会社 全日本病院出版会

〒113-0033 東京都文京区本郷 3-16-4-7 F
電話 03(5689)5989　FAX03(5689)8030　郵便振替口座 00160-9-58753

FAX専用注文書
形成・皮膚 1904　　　年　　月　　日

○印	PEPARS	定価(消費税8%)	冊数
	2019年__月～12月定期購読(送料弊社負担)		
	PEPARS No. 147 美容医療の安全管理とトラブルシューティング 増大号 新刊	5,616 円	
	PEPARS No. 135 ベーシック＆アドバンス 皮弁テクニック 増大号	5,616 円	
	バックナンバー(号数と冊数をご記入ください) No.		

○印	Monthly Book Derma.	定価(消費税8%)	冊数
	2019年__月～12月定期購読(送料弊社負担)		
	MB Derma. No. 281 これで鑑別はOK！ダーモスコピー診断アトラス 増刊号 新刊	6,048 円	
	MB Derma. No. 275 外来でてこずる皮膚疾患の治療の極意 増大号	5,184 円	
	MB Derma. No. 268 これが皮膚科診療スペシャリストの目線！診断・検査マニュアル 増刊号	6,048 円	
	バックナンバー(号数と冊数をご記入ください) No.		

○印	瘢痕・ケロイド治療ジャーナル
	バックナンバー(号数と冊数をご記入ください) No.

○印	書籍	定価(消費税8%)	冊数
	グラフィック リンパ浮腫診断―医療・看護の現場で役立つケーススタディ― 新刊	7,344 円	
	整形外科雑誌 Monthly Book Orthopaedics 創刊30周年記念書籍 アトラス骨折治療の基本手技マニュアル 新刊	16,200 円	
	足育学　外来でみるフットケア・フットヘルスウェア 新刊	7,560 円	
	眼科雑誌 Monthly Book OCULISTA 創刊5周年記念書籍 すぐに役立つ眼科日常診療のポイント―私はこうしている―	10,260 円	
	ケロイド・肥厚性瘢痕 診断・治療指針 2018	4,104 円	
	実践アトラス 美容外科注入治療　改訂第2版	9,720 円	
	ここからスタート！眼形成手術の基本手技	8,100 円	
	Non-Surgical 美容医療超実践講座	15,120 円	
	カラーアトラス 爪の診療実践ガイド	7,776 円	
	皮膚科雑誌 Monthly Book Derma. 創刊20年記念書籍 そこが知りたい 達人が伝授する日常皮膚診療の極意と裏ワザ	12,960 円	
	創傷治癒コンセンサスドキュメント―手術手技から周術期管理まで―	4,320 円	

○	書 名	定価	冊数	○	書 名	定価	冊数
	イラストからすぐに選ぶ 漢方エキス製剤処方ガイド	5,940 円			化粧医学―リハビリメイクの心理と実践―	4,860 円	
	複合性局所疼痛症候群(CRPS)をもっと知ろう	4,860 円			カラーアトラス 乳房外 Paget 病―その素顔―	9,720 円	
	スキルアップ！ニキビ治療実践マニュアル	5,616 円			超アトラス眼瞼手術	10,584 円	
	見落とさない！見間違えない！この皮膚病変	6,480 円			イチからはじめる 美容医療機器の理論と実践	6,480 円	
	図説 実践手の外科治療	8,640 円			アトラスきずのきれいな治し方 改訂第二版	5,400 円	
	使える皮弁術　上巻	12,960 円			使える皮弁術　下巻	12,960 円	
	匠に学ぶ皮膚科外用療法	7,020 円			腋臭症・多汗症治療実践マニュアル	5,832 円	

お名前　フリガナ　　　　　　　　　　　　　　　㊞　　　診療科

ご送付先　〒　　－　　　　　□自宅　□お勤め先

電話番号　　　　　　　　　　　　　　□自宅　□お勤め先

バックナンバー・書籍合計
5,000円以上のご注文
は代金引換発送になります

―お問い合わせ先―
㈱全日本病院出版会営業部
電話 03(5689)5989　　FAX 03(5689)8030

全日本病院出版会行　FAX 03-5689-8030

年　月　日

住 所 変 更 届 け

お 名 前	フリガナ	
お客様番号		毎回お送りしています封筒のお名前の右上に印字されております8ケタの番号をご記入下さい。
新お届け先	〒　　　　都 道 　　　　　府 県	
新電話番号	（　　　　　　）	
変更日付	年　　月　　日より	月号より
旧お届け先	〒	

※ 年間購読を注文されております雑誌・書籍名に✓を付けて下さい。

☐ Monthly Book Orthopaedics （月刊誌）

☐ Monthly Book Derma. （月刊誌）

☐ 整形外科最小侵襲手術ジャーナル （季刊誌）

☐ Monthly Book Medical Rehabilitation （月刊誌）

☐ Monthly Book ENTONI （月刊誌）

☐ PEPARS （月刊誌）

☐ Monthly Book OCULISTA （月刊誌）

FAX 03-5689-8030

全日本病院出版会行

きず・きずあとを扱うすべての外科系医師に送る！

ケロイド・肥厚性瘢痕 診断・治療指針 2018

編集／瘢痕・ケロイド治療研究会

2018年7月発行　B5判　オールカラー　102頁　定価（本体価格3,800円＋税）

難渋するケロイド・肥厚性瘢痕治療の道しるべ
**　瘢痕・ケロイド治療研究会の総力を挙げてまとめました！**

目　次

I　診断アルゴリズム
1. ケロイド・肥厚性瘢痕の診断アルゴリズム
2. ケロイド・肥厚性瘢痕と外観が類似している良性腫瘍の鑑別診断
3. ケロイド・肥厚性瘢痕と外観が類似している悪性腫瘍の鑑別診断
4. ケロイド・肥厚性瘢痕の臨床診断
5. ケロイド・肥厚性瘢痕の病理診断
6. ケロイド・肥厚性瘢痕の画像診断

JSW Scar Scale(JSS)2015

II　治療アルゴリズム
1. 一般施設での加療
2. 専門施設での加療

III　治療法各論
1. 副腎皮質ホルモン剤（テープ）
2. 副腎皮質ホルモン剤（注射）
3. その他外用剤
4. 内服薬（トラニラスト，柴苓湯）
5. 安静・固定療法（テープ，ジェルシート）
6. 圧迫療法（包帯，サポーター，ガーメントなど）
7. 手術（単純縫合）
8. 手術（くり抜き法，部分切除術）
9. 手術（Z形成術）
10. 手術（植皮，皮弁）
11. 術後放射線治療
12. 放射線単独治療
13. レーザー治療
14. メイクアップ治療
15. 精神的ケア
16. その他
　　凍結療法／5-FU療法／ボツリヌス毒素療法／脂肪注入療法

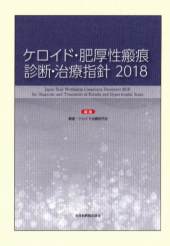

IV　部位別治療指針
1. 耳介軟骨部
2. 耳介耳垂部
3. 下顎部
4. 前胸部（正中切開）
5. 前胸部（その他）
6. 上腕部
7. 肩甲部
8. 関節部（手・肘・膝・足）
9. 腹部（正中切開）
10. 腹部（その他）
11. 恥骨上部
12. その他

（株）全日本病院出版会

〒113-0033　東京都文京区本郷3-16-4
TEL：03-5689-5989　FAX：03-5689-8030
http://www.zenniti.com

PEPARS

2007 年
No. 14　縫合の基本手技　増大号
　　　　編集／山本有平

2011 年
No. 51　眼瞼の退行性疾患に対する眼形成外科手術　増大号
　　　　編集／村上正洋・矢部比呂夫

2012 年
No. 62　外来で役立つ にきび治療マニュアル
　　　　編集／山下理絵

2013 年
No. 75　ここが知りたい！顔面の Rejuvenation
　　　　―患者さんからの希望を中心に―　増大号
　　　　編集／新橋　武
No. 78　神経修復法―基本知識と実践手技―
　　　　編集／柏　克彦
No. 82　創傷治療マニュアル
　　　　編集／松崎恭一
No. 84　乳房再建術 update
　　　　編集／酒井成身

2014 年
No. 86　爪―おさえておきたい治療のコツ―
　　　　編集／黒川正人
No. 87　眼瞼の美容外科 手術手技アトラス　増大号
　　　　編集／野平久仁彦
No. 89　口唇裂初回手術
　　　　―最近の術式とその中期的結果―
　　　　編集／杠　俊介
No. 91　イチから始める手外科基本手技
　　　　編集／高見昌司
No. 92　顔面神経麻痺の治療 update
　　　　編集／田中一郎
No. 95　有茎穿通枝皮弁による四肢の再建
　　　　編集／光嶋　勲
No. 96　口蓋裂の初回手術マニュアル
　　　　―コツと工夫―
　　　　編集／土佐泰祥

2015 年
No. 97　陰圧閉鎖療法の理論と実際
　　　　編集／清川兼輔
No. 98　臨床に役立つ 毛髪治療 update
　　　　編集／武田　啓
No. 99　美容外科・抗加齢医療
　　　　―基本から最先端まで―　増大号
　　　　編集／百束比古

No. 100　皮膚外科のための
　　　　皮膚軟部腫瘍診断の基礎　臨時増大号
　　　　編集／林　礼人
No. 101　大腿部から採取できる皮弁による再建
　　　　編集／大西　清
No. 103　手足の先天異常はこう治療する
　　　　編集／福本恵三
No. 104　これを読めばすべてがわかる！骨移植
　　　　編集／上田晃一
No. 105　鼻の美容外科
　　　　編集／菅原康志
No. 106　thin flap の整容的再建
　　　　編集／村上隆一
No. 107　切断指再接着術マニュアル
　　　　編集／長谷川健二郎
No. 108　外科系における PC 活用術
　　　　編集／秋元正宇

2016 年
No. 109　他科に学ぶ形成外科に必要な知識
　　　　―頭部・顔面編―
　　　　編集／吉本信也
No. 110　シミ・肝斑治療マニュアル
　　　　編集／山下理絵
No. 111　形成外科領域におけるレーザー・光・
　　　　高周波治療　増大号
　　　　編集／河野太郎
No. 112　顔面骨骨折の治療戦略
　　　　編集／久徳茂雄
No. 113　イチから学ぶ！頭頸部再建の基本
　　　　編集／橋川和信
No. 114　手・上肢の組織損傷・欠損 治療マニュアル
　　　　編集／松村　一
No. 115　ティッシュ・エキスパンダー法 私の工夫
　　　　編集／梶川明義
No. 116　ボツリヌストキシンによる美容治療 実践講座
　　　　編集／新橋　武
No. 117　ケロイド・肥厚性瘢痕の治療
　　　　―我が施設(私)のこだわり―
　　　　編集／林　利彦
No. 118　再建外科で初心者がマスターすべき
　　　　10 皮弁
　　　　編集／関堂　充
No. 119　慢性皮膚潰瘍の治療
　　　　編集／館　正弘
No. 120　イチから見直す植皮術
　　　　編集／安田　浩

■■■■■■■■■■■■■■■■ バックナンバー一覧

2017 年
No. 121 他科に学ぶ形成外科に必要な知識
　　　　―四肢・軟部組織編―
　　　　編集/佐野和史
No. 122 診断に差がつく皮膚腫瘍アトラス
　　　　編集/清澤智晴
No. 123 実践！よくわかる縫合の基本講座 【増大号】
　　　　編集/菅又　章
No. 124 フェイスリフト　手術手技アトラス
　　　　編集/倉片　優
No. 125 ブレスト・サージャリー　実践マニュアル
　　　　編集/岩平佳子
No. 126 Advanced Wound Care の最前線
　　　　編集/市岡　滋
No. 127 How to 局所麻酔＆伝達麻酔
　　　　編集/岡崎　睦
No. 128 Step up!マイクロサージャリー
　　　　―血管・リンパ管吻合，神経縫合応用編―
　　　　編集/稲川喜一
No. 129 感染症をもっと知ろう！
　　　　―外科系医師のために―
　　　　編集/小川　令
No. 130 実践リンパ浮腫の治療戦略
　　　　編集/古川洋志
No. 131 成長に寄り添う私の唇裂手術
　　　　編集/大久保文雄
No. 132 形成外科医のための皮膚病理講座にようこそ
　　　　編集/深水秀一

2018 年
No. 133 頭蓋顎顔面外科の感染症対策
　　　　編集/宮脇剛司
No. 134 四肢外傷対応マニュアル
　　　　編集/竹内正樹
No. 135 ベーシック＆アドバンス
　　　　皮弁テクニック 【増大号】
　　　　編集/田中克己
No. 136 機能に配慮した頭頸部再建
　　　　編集/櫻庭　実
No. 137 外陰部の形成外科
　　　　編集/橋本一郎

No. 138 "安心・安全"な脂肪吸引・脂肪注入
　　　　マニュアル
　　　　編集/吉村浩太郎
No. 139 義眼床再建マニュアル
　　　　編集/元村尚嗣
No. 140 下肢潰瘍・下肢静脈瘤へのアプローチ
　　　　編集/大浦紀彦
No. 141 戦略としての四肢切断術
　　　　編集/上田和毅
No. 142 STEP UP! Local flap
　　　　編集/中岡啓喜
No. 143 顔面神経麻痺治療のコツ
　　　　編集/松田　健
No. 144 外用薬マニュアル
　　　　―形成外科ではこう使え！―
　　　　編集/安田　浩

2019 年
No. 145 患児・家族に寄り添う血管腫・脈管奇形の医療
　　　　編集/杠　俊介
No. 146 爪・たこ・うおのめの診療
　　　　編集/菊池　守
No. 147 美容医療の安全管理と
　　　　トラブルシューティング 【増大号】
　　　　編集/大慈弥裕之

各号定価 3,000 円＋税．ただし，増大号：No. 14, 51, 75, 87, 99, 100, 111 は定価 5,000 円＋税，No. 123, 135, 147 は 5,200 円＋税．
在庫僅少品もございます．品切れの際はご容赦ください．
　　　　　　　　　　　　　　　（2019 年 3 月現在）
本頁に掲載されていないバックナンバーにつきましては，弊社ホームページ(http://www.zenniti.com)をご覧下さい．

click
| 全日本病院出版会 | 検　索 |

全日本病院出版会　公式 twitter !!

弊社の書籍・雑誌の新刊情報，または好評書のご案内を中心に，タイムリーな情報を発信いたします．
全日本病院出版会公式アカウント (@zenniti_info) を是非ご覧下さい !!

2019 年　年間購読　受付中！
年間購読料　41,256 円（消費税 8%込）（送料弊社負担）
（今後税率変更の場合は，年間購読料が変更となりますことをご了承下さい）
（通常号 11 冊，増大号 1 冊：合計 12 冊）

次号予告

手・指・爪の腫瘍の診断と治療戦略

No.149（2019 年 5 月号）

編集／金沢医科大学教授　　　　　　島田　賢一

総　論
手・指・爪の腫瘍とは……………多田　　薫

診断・鑑別編
エコーによる手・手指・爪に発生する
　腫瘍の観察・評価方法…………豊泉　泰洋
MRI による手・指・爪の腫瘍の
　診断……………………………福田　　誠ほか

疾患編
腱滑膜巨細胞腫の診断と治療……能登　公俊
手関節および手のガングリオン…金谷　耕平
粘液囊腫：ヘバーデン結節に
　併発するガングリオン…………菅野　百合ほか
手指のグロムス腫瘍………………末吉　　遊ほか
血管奇形の外科治療………………成島　三長
血管奇形の IVR 治療………………大須賀　慶悟
手指内軟骨腫………………………岡本　秀貴ほか
神経鞘腫……………………………横田　淳司

| 編集顧問：栗原邦弘　中島龍夫 |
| 百束比古　光嶋　勲 |
| 編集主幹：上田晃一　大阪医科大学教授 |
| 大慈弥裕之　福岡大学教授 |
| 小川　令　日本医科大学教授 |

No.148　編集企画：
　征矢野進一　神田美容外科形成外科医院院長

PEPARS　No.148

2019 年 4 月 10 日発行（毎月 1 回 10 日発行）
定価は表紙に表示してあります.
Printed in Japan

ⓒ ZEN・NIHONBYOIN・SHUPPANKAI, 2019

発行者　　末　定　広　光
発行所　　株式会社　**全日本病院出版会**
〒 113-0033　東京都文京区本郷 3 丁目 16 番 4 号
　　　　　電話（03）5689-5989　Fax（03）5689-8030
　　　　　郵便振替口座 00160-9-58753

印刷・製本　三報社印刷株式会社　　　　電話（03）3637-0005
広告取扱店　㈱日本医学広告社　　　　電話（03）5226-2791

・本誌に掲載する著作物の複製権・翻訳権・上映権・譲渡権・公衆送信権（送信可能化権を含む）は株式会社
　全日本病院出版会が保有します.

・ JCOPY ＜（社）出版者著作権管理機構　委託出版物＞
　本誌の無断複写は著作権法上での例外を除き禁じられています. 複写される場合は, そのつど事前に,（社）出
　版者著作権管理機構（電話 03-5244-5088, FAX 03-5244-5089, e-mail: info@jcopy.or.jp）の許諾を得てくだ
　さい.

・本誌をスキャン, デジタルデータ化することは複製に当たり, 著作権法上の例外を除き違法です. 代行業者等
　の第三者に依頼して同行為をすることも認められておりません.